常见病
中医调治问答丛书

高脂血症
中医调治问答

总主编 尹国有 主编 张芳芳

中国健康传媒集团
中国医药科技出版社

内 容 提 要

　　本书是一本中医调治高脂血症的科普书，以作者诊治高脂血症经验及患者咨询问题为基础，以高脂血症的中医治疗调养知识为重点，采用患者针对自己的病情提问题，医生予以解答的形式，系统地介绍了高脂血症的防治知识，认真细致地解答了广大高脂血症患者可能遇到的各种问题。本书文字通俗易懂，内容科学实用，可作为高脂血症患者家庭治疗和自我调养康复的常备用书，也可供临床医务人员和广大群众阅读参考。

图书在版编目（CIP）数据

　　高脂血症中医调治问答 / 张芳芳主编 . — 北京：中国医药科技出版社，2022.1
　　（常见病中医调治问答丛书）
　　ISBN 978-7-5214-1962-7

　　Ⅰ . ①高… Ⅱ . ①张… Ⅲ . ①高血脂病—中医治疗法—问题解答 Ⅳ . ① R259.892-44

　　中国版本图书馆 CIP 数据核字（2020）第 151215 号

美术编辑　陈君杞
版式设计　也 在

出版	**中国健康传媒集团** | 中国医药科技出版社
地址	北京市海淀区文慧园北路甲 22 号
邮编	100082
电话	发行：010-62227427　邮购：010-62236938
网址	www.cmstp.com
规格	880×1230mm $^1/_{32}$
印张	7 $^5/_8$
字数	185 千字
版次	2022 年 1 月第 1 版
印次	2022 年 1 月第 1 次印刷
印刷	三河市万龙印装有限公司
经销	全国各地新华书店
书号	ISBN 978-7-5214-1962-7
定价	**32.00 元**

获取新书信息、投稿、为图书纠错，请扫码联系我们。

丛书编委会

总主编 尹国有

编　委（按姓氏笔画排序）

王治英　　王振宇　　朱　磊　　李　广

李合国　　李洪斌　　张占生　　张芳芳

陈丽霞　　陈玲曾　　孟　毅　　饶　洪

徐　颖　　蒋时红　　蔡小平　　魏景梅

本书编委会

主　编　张芳芳

编　委　（按姓氏笔画排序）

尹淑颖　朱　磊　陈玲曾

饶　洪　蒋时红

前　言

　　人最宝贵的是生命和健康，健康与疾病是全社会都非常关注的问题，健康是人们永恒的追求。返璞归真、回归自然已成为当今的时尚。中医注重疾病的整体调治、非药物治疗和日常保健，有丰富多彩的治疗调养手段，采用中医方法治疗调养疾病，以其独特的方式、显著的疗效和较少的不良反应，深受广大患者的青睐。为了普及医学知识，增强人们的自我保健意识，满足广大读者运用中医方法治疗调养常见病的需求，指导人们建立健康、文明、科学的生活方式，我们组织有关专家、教授，编写了《常见病中医调治问答丛书》。《高脂血症中医调治问答》是丛书分册之一。

　　提起高脂血症，大家都不会陌生，因为在我们身边，有越来越多的人得了高脂血症。高脂血症是由于机体脂肪代谢或运转异常，使血浆中一种或几种脂质高于正常的临床综合征。随着人们物质生活水平的不断提高及生活方式的改变，我国高脂血症的发病率呈逐年上升的趋势，与高脂血症密切相关的动脉粥样硬化、高血压、冠心病、脑卒中等心脑血管疾病更是明显增加。什么是高脂血症？引起高脂血症的原因有哪些？高脂血症有哪些危害？中医是怎样认识高脂血症的？怎样预防和治疗调养高脂血症？人们对高脂血症的疑问实在太多了。

　　本书以作者诊治高脂血症经验及患者咨询问题为基础，以高脂血症的中医治疗调养知识为重点，采用患者针对自己的病情提问题，医生予以解答的形式，系统地介绍了高脂血症的防治知识，认真细致地解答了广大高脂血症患者可能遇到的各种问题。书中从正确认识高脂血症开始，首先简要介绍了影响血脂的因素、高脂血症的危害、高脂血症的诊断与预防等有关高脂血症的基础知识，之后详细阐述了中医辨证治疗、单方验方治疗、中成药治疗，以及针灸、按摩、饮食调养、运动锻炼、起居调摄等中医治疗调养高脂血症的各种方法。

书中文字通俗易懂，内容科学实用，所选用的治疗和调养方法叙述详尽，可作为高脂血症患者家庭治疗和自我调养康复的常备用书，也可供临床医务人员和广大群众阅读参考。需要说明的是，目前还没有哪种药物或方法能彻底治愈高脂血症，医生与患者共同参与、互相配合，药物治疗与饮食调养、运动锻炼、起居调摄等多管齐下，采取综合性的治疗调养措施，是提高高脂血症治疗效果的重要途径。由于疾病是复杂多样、千变万化的，在应用本书介绍的治疗和调养方法治疗调养高脂血症时，一定要先咨询医生，切不可自作主张、生搬硬套地"对号入座"，以免引发不良事件。

在本书的编写过程中，参考了许多公开发表的著作，在此一并向有关作者表示衷心感谢。由于水平有限，书中不当之处在所难免，欢迎广大读者批评指正。

编　者
2021 年 9 月

目 录

第一章
正确认识高脂血症

第二章
中医治疗高脂血症

第三章
自我调养高脂血症

第一章
正确认识高脂血症

　　什么是高脂血症？怎样预防高脂血症？由于缺少医学知识，人们对高脂血症的疑问实在太多了，然而在看病时，由于时间所限，医生与患者的沟通往往并不充分，患者常常是该说的话没有说，该问的问题没有问，医生也有很多来不及解释的问题。本章讲解了什么是高脂血症、怎样预防高脂血症等基础知识，相信对正确认识高脂血症有所帮助。

01 什么是血脂？血脂的来源有哪些？

咨询： 我平时喜欢饮酒，身体较胖，近段时间总感觉头晕头沉、身体困乏。昨天我到医院就诊，医生说我可能是血脂高了，让检查一下。我听说过血脂，但了解得不多，请您给我讲一讲：**什么是血脂？血脂的来源有哪些？**

解答： 确实有很多人像您一样，听说过血脂，但不知道什么是血脂，更不清楚血脂是从哪里来的，下面给您简要介绍一下，希望对您了解这方面的知识有所帮助。

所谓血脂是血液中所含脂类物质的总称，主要包括胆固醇、甘油三酯、磷脂、脂肪酸等，它们是血液中的正常成分，分别具有重要的生理功能。临床上，血脂主要指血液中的甘油三酯和胆固醇（包括游离的和酯化的）。因为血液中的脂质就像我们通常见到的油脂一样也是不溶于水的，所以在血液中必须和一类特殊的蛋白质相结合，形成易溶于水的复合物——脂蛋白，才能便于在体内转运。换句话说，脂蛋白是脂质在血液中的存在形式。

血脂的来源主要有两个，一部分来自富含脂肪和胆固醇的食物，如蛋黄、奶油、动物的脑组织、内脏（特别是肝脏）及脂肪丰富的鱼、肉类，称为外源性；另一部分由体内自身合成，称为内源性。食物中的脂肪在胃中经过加温乳化后，进入小肠。胆囊在食物和胃肠道一些特殊激素的刺激下发生收缩，将胆汁排入肠道内。胆汁中含有胆盐，可以将脂肪乳化，形成微小的脂滴分散于血液中。这时从胰腺分泌出的脂肪酶就可以更有效地把脂肪分解成甘油三酯和脂肪酸。随后胆汁中的胆酸又可与之结合，形成水溶性复合物促进其在小肠的吸收。内源性胆固醇和甘油三酯主要在肝脏和小肠合成，占内源性血脂的90%左右。

两种来源的血脂可以相互平衡。正常情况下，当摄入食物中脂肪、胆固醇含量增高时，肠道吸收增加，血脂浓度上升，同时肝脏的合成受抑制。反之，限制摄入时，肝脏合成将加速，同时清除也加速，故最终血脂浓度保持相对平衡。但当肝脏代谢紊乱时，便不能正常地调节脂质代谢。此时若继续进食高脂食物，必然导致血脂浓度持续增高，久之则可造成心血管系统及其他脏器的严重病变。

02 血脂是有害物质吗？

咨询： 我今年52岁，近段时间总感觉身体困乏，前天到医院就诊，经检测血脂、血糖、肝功能等，医生说我血脂较高，是高脂血症，让我管住嘴，迈开腿，同时服用降血脂药物，似乎血脂是有害物质，不过我是将信将疑，麻烦您告诉我：血脂是有害物质吗？

解答： 这里首先告诉您，血脂并不是有害物质，血脂在维持人体正常生理活动中发挥着重要作用，只不过血脂如果明显高于正常，很容易引发冠心病、脑卒中等疾病。

随着社会的进步、人民生活水平的不断提高和饮食结构的改变，我国患高脂血症的人数也明显增多，同时动脉粥样硬化、冠心病、脑卒中患者亦有逐年增加的趋势，血脂及其与心脑血管疾病的关系已成为人们的主要保健话题。

血脂与我们的健康密切相关。科学家们已经证实，高脂血症与动脉粥样硬化是一对"患难兄弟"，是冠心病和脑卒中等疾病发病的重要危险因素，所以很多朋友一旦发现自己血脂升高就不免恐慌，以致饮食无所适从，甚至戒荤断油，影响了正常生活。但是我们要知道，一定范围内的血脂非但无害，而且是我们人体所必需的基本物质。

大量的科学研究表明，血脂在维持人体正常生理活动中发挥着重要作用。已知道甘油三酯主要参与人体能量代谢，可以释放大量能量供机体活动所需，而过多的能量可通过甘油三酯的形式储存起来，以备不时之需。胆固醇则是构成细胞膜的主要成分，对于稳定细胞膜的正常功能起关键作用，同时胆固醇也是合成某些激素、维生素 D 和胆汁酸的重要原料。正常情况下，脂类在体内的吸收、消耗和转化维持相对平衡，所以人体血脂含量可基本保持稳定。

血脂升高固然可引发心脑血管疾病，但过低的甘油三酯和胆固醇也不见得是好事。血脂太低可见于一些慢性消耗性疾病的晚期。因此，我们不要"谈血脂而色变"。当然，若发现自己血脂较高，则要认真对待，咨询医生，合理治疗，并做到定期复查。

03 什么是脂蛋白？脂蛋白是如何分类的？

咨询：我今年42岁，前些天单位安排健康体检，我不仅胆固醇、甘油三酯高于正常，低密度脂蛋白、β脂蛋白也明显升高，胆固醇、甘油三酯经常听人提起，至于脂蛋白我还是第一次听说，请问：**什么是脂蛋白？脂蛋白是如何分类的？**

解答：在判断是不是高脂血症时，医生主要依据的是胆固醇、甘油三酯，所以人们经常提起的是胆固醇、甘油三酯。我们时常听人这样说："我胆固醇明显高于正常，是高脂血症"，"我甘油三酯升高了，医生说我得了高脂血症"。而相当一部分人不知道脂蛋白。

血液中的脂质就像我们通常见到的油脂一样，是不溶于水的，在血液中必须和一类特殊的蛋白质相结合，形成易溶于水的复合物，才便于在血液中循环运输，这类复合物即为脂蛋白。可见脂蛋白不仅是脂质的运输形式，也是脂质在血液中主要的存在形式，因此血液中脂蛋白水平的高低，能反映血脂水平的高低。

脂蛋白是由蛋白质、胆固醇、甘油三酯和磷脂所组成的球形大分子复合体。含甘油三酯多者密度低，少者密度高。由于其外壳分子中部分具水溶性，部分为脂溶性，故能介于水/脂的交界面，使脂蛋白溶于血浆，运送到全身组织进行代谢。根据血浆脂蛋白的组成、颗粒大小、分子量大小、水合密度以及带电荷强度的不同，利用不同方法可将其分类。常用的分类方法有两种，即超速离心法和电泳法。

（1）超速离心法：超速离心法也叫密度分离法，是利用血浆在不同密度的盐溶液中经过超速离心，根据脂蛋白密度大小的不同，其漂浮于盐溶液中的漂浮率不同来分类。此种方法可将脂蛋白分为 5 大类，即乳糜微粒、极低密度脂蛋白、中间密度脂蛋白、低密度脂蛋白和高密度脂蛋白。这 5 种脂蛋白的密度依次序增加，而颗粒则依次变小。

（2）电泳法：电泳法是根据不同密度的脂蛋白所含蛋白质的表面电荷不同，利用电泳将其分离，并与血浆蛋白质的迁移率比较以判断其部位来进行分类的方法。其脂蛋白中含蛋白质较多者，表面电荷强而泳动速度快，跑在最前面；而含脂质较多、蛋白质较少者，表面电荷弱而泳动速度慢，落在最后面。依次按脂蛋白电泳速率由快到慢分为四个区带，即 α 脂蛋白（相当于超速离心法的高密度脂蛋白）、前 β 脂蛋白（相当于超速离心法的极低密度脂蛋白）、β 脂蛋白（相当于超速离心法的低密度脂蛋白）和乳糜颗粒。

04 什么是载脂蛋白？血脂、载脂蛋白和脂蛋白有何区别？

咨询： 我在前几天单位安排健康体检时，发现患有高脂血症，以前我只知道胆固醇、甘油三酯，患病后得知还有什么载脂蛋白、脂蛋白等，这些名词把我弄糊涂了，我想进一步了解一下：**什么是载脂蛋白？血脂、载脂蛋白和脂蛋白有何区别？**

解答： 对没有医学背景的人来说，医学名词确实难以理解，下面给您简单介绍一下，希望对您有所帮助。

脂蛋白的蛋白部分是一种特殊蛋白，因与脂质结合担负在血浆运转脂类的功能，故称为载脂蛋白。载脂蛋白除了与脂质结合形成水溶性物质，成为转运脂类的载体外，还有其他特殊功能，尤其是参与酶活动的调节，以及参与脂蛋白与细胞膜受体的识别和结合反应。

血脂是血液中所含脂类物质的总称，主要包括胆固醇、甘油三酯、磷脂、脂肪酸等。因为这些物质不溶于水，所以在血液中运行的时候，必须与一类特殊的蛋白质相结合而变成溶解状态，这类蛋白质就像船舶运载货物在江河中运行一样，运载着血浆中的脂质循行于血液中，最终到达其被利用或储存的场所，这类特殊的蛋白质就叫载脂蛋白，而脂质与载脂蛋白结合后的复合物，称为脂蛋白。血液中的脂质通常都是以脂蛋白的形式存在的，所以血液中脂蛋白水平的高低，可以代表血脂水平的高低。

高密度脂蛋白主要是吸收外周组织多余的胆固醇或其他脂蛋白中的胆固醇，将其带到肝脏合成胆汁酸排泄掉；极低密度脂蛋白主要携带内源性的甘油三酯；低密度脂蛋白主要是携带胆固醇而运送到全身组织。各种脂蛋白的致动脉粥样硬化作用是有差别的，目前认为最危险的是低密度脂蛋白，而高密度脂蛋白则有保护作用，可防止动脉粥样硬化的形成，极低密度脂蛋白和中间密度脂蛋白有轻度的致动脉粥样硬化作用，乳糜微粒（主要含甘油三酯）则无明显致动脉粥样硬化作用。所以预测冠心病的危险度时，不仅要看总血脂浓度，更重要的是看低密度脂蛋白和高密度脂蛋白的水平及两者的比值，正常低密度脂蛋白／高密度脂蛋白应小于 4，当其比值大于 4 时，冠心病发病率可达 80% 以上。

05 什么是胆固醇？有哪些生理功能？

咨询：我近段时间总感觉身体困乏，昨天到医院就诊检查血脂，胆固醇明显高于正常，确诊为高脂血症，我以为胆固醇对人体来说是有害物质，可医生说胆固醇具有重要的生理功能，是维持生命活动的守护神，我真不明白，请问：什么是胆固醇？有哪些生理功能？

解答：虽然大家知道胆固醇异常与心脑血管疾病的发生密

切相关，但是并不一定清楚胆固醇到底是一种什么样的物质。胆固醇可以说是一种"油"，是不溶于水的物质，实际上血液中没有单独存在的胆固醇，胆固醇必须与一种叫作载脂蛋白的蛋白质和磷脂相结合后，才能在血液中自由流动。胆固醇与载脂蛋白和磷脂结合后生成各种脂蛋白。

　　每天我们都可以从食物中获得胆固醇，同时体内也可以自己合成胆固醇。正常情况下，人体对胆固醇的吸收、合成以及代谢处于相对平衡状态，保障机体正常生理功能的需要，但当体内胆固醇超过机体的需要后，血液中多余的胆固醇就会逐渐沉积在动脉血管壁内，使动脉壁表面粗糙、增厚、变硬甚至并有血栓形成，从而导致心脑血管疾病发生。

　　由于现代医学证实了胆固醇是造成动脉粥样硬化、引发诸多心脑血管疾病的罪魁祸首，人们对其如瘟神避之。但是许多人可能还不知道，胆固醇具有重要的生理功能，是维持生命活动的守护神，没有它，生命活动就无法正常进行。把胆固醇的生理功能归纳起来，主要有形成胆汁酸、构成细胞膜、合成激素等。

　　（1）形成胆汁酸：胆汁产于肝脏而储存于胆囊内，经释放进入小肠与被消化的脂肪混合。胆汁酸随胆汁流入肠道，其功能是促进脂肪的消化分解。在小肠尾部，85%~95% 的胆汁酸被重新吸收入血，肝脏重新吸收胆汁酸使之不断循环，剩余的胆汁酸（5%~15%）随粪便排出体外。肝脏需产生新的胆汁酸来弥补这 5%~15% 的损失，此时就需要胆固醇。

　　（2）构成细胞膜：细胞膜包围在人体每一个细胞外，胆固醇是构成细胞膜的重要组成成分。有人曾发现给动物喂食缺乏胆固醇的食物，结果这些动物的红细胞脆性增加，容易引起细胞的破裂。因此，可以想象要是没有胆固醇，细胞就无法维持正常的生理功能，生命也将终止。

（3）合成激素：激素是协调机体中不同细胞代谢作用的化学信使，参与机体内各种物质的代谢，包括糖、蛋白质、脂肪、水、电解质和矿物质等的代谢，对维持人体正常的生理功能十分重要。人体的肾上腺皮质和性腺所释放的各种激素，如皮质醇、醛固酮、睾酮、雌二醇以及维生素 D 都属于类甾醇激素，其前体物质就是胆固醇。

由此可以看出，足量的胆固醇对人体至关重要，但是不能过量，过量则有害于人体。

06 什么是甘油三酯？有哪些生理功能？

咨询：我平时并没有什么不舒服，前些天单位体检检查血脂时，发现甘油三酯明显升高，后来确诊为高脂血症，听医生说甘油三酯有一定的生理功能，对人体来说并不是有害物质，只不过过多会对人体造成危害，请您给我讲一讲：**什么是甘油三酯？有哪些生理功能？**

解答：这里首先告诉您，医生说的是对的，甘油三酯有一定的生理功能，对人体来说并不是有害物质，只不过过多会对人体造成危害。

经常有人将血脂与甘油三酯视为同一体，实际上甘油三酯仅是血脂成分的一种，血脂还包括其他物质如胆固醇等。血中甘油三酯与胆固醇一样，也都是存在于各种脂蛋白中，血中颗粒大而密度低的脂蛋白所含甘油三酯的量多。甘油三酯的功能与胆固醇截然不同，它是人体主要的能量储存库，具有体内储存和提供能量、维持正常体温等功能。

（1）体内储存和提供能量：当人体摄入能量不能及时被利用或过多时，就转变为脂肪而储存起来。人体的各种活动都是以热能做动力的，都在消耗着热能，脂肪是产生热能最高的营养素，体内每克脂肪产生的能量约为 39.7 千焦（9.46 千卡）。人体在休息状态下 60% 的能量来源于体内脂肪，在运动或长时间饥饿时，体脂提供的能量更多。

（2）维持正常体温：人体在皮肤下面有一层脂肪，起到一定的隔热保温作用，使体温基本保持恒定。脂质对皮肤上皮细胞有保护作用，可以加速皮肤损伤的愈合。食物中的脂类还有一些营养学上的特殊作用，如提供脂溶性维生素、增加饱腹感、改善食物的感官性状等。因此，人体需要脂肪，离不了脂质，那些"谈脂色变"的认识是不对的，在日常生活中一味地拒绝脂类，对人体是有害的。

尽管甘油三酯有诸多生理功能，但凡事物极必反，过多的甘油三酯会导致脂肪细胞功能改变和血液黏稠度增加，致使动脉粥样硬化，大大增加了患动脉粥样硬化、冠心病、脑卒中等心脑血管疾病的危险性，而且血液中的甘油三酯过高还会引起急性胰腺炎等。

07 什么是低密度脂蛋白胆固醇和高密度脂蛋白胆固醇？

咨询： 前段时间单位安排体检时，发现我血脂偏高，我仔细看了检查单，其中不仅有胆固醇、甘油三酯，还有低密度脂蛋白胆固醇、高密度脂蛋白胆固醇等，医生已经给我讲解了胆固醇和甘油三酯，请问：**什么是低密度脂蛋白胆固醇和高密度脂蛋白胆固醇？**

解答： 的确，在检查血脂的单子中，不仅有胆固醇、甘油三酯，还有低密度脂蛋白胆固醇、高密度脂蛋白胆固醇等，下面给您简单介绍一下。

低密度脂蛋白胆固醇是血脂测定的重要内容之一。所谓低密度脂蛋白，是利用超速离心法分离出的一种血液脂蛋白，由多种物质组成，如胆固醇、甘油三酯、磷脂和蛋白质等。利用超速离心法分离出血中的低密度脂蛋白，然后再测定其中的胆固醇，即为低密度脂蛋白胆固醇，这是最准确的测定低密度脂蛋白胆固醇的方法，但是这种方法所用仪器昂贵，且需花费很长时间，所以不适合在临床中使用。目前医学上可通过沉淀的方法直接测定低密度脂蛋白胆固醇。测定出的低密度脂蛋白胆固醇浓度就代表了血液中低密度脂蛋白的水平。

低密度脂蛋白中的胆固醇占其总重量的一半以上，同时血液的胆固醇主要是位于低密度脂蛋白中，占血总胆固醇的60%

以上，所以低密度脂蛋白胆固醇升高的同时常有总胆固醇增高。由于低密度脂蛋白的颗粒比较小，即使血中低密度脂蛋白浓度很高，血液的外观也不会有明显改变。体内多余的低密度脂蛋白易沉积在动脉的管壁，会引起严重的动脉粥样硬化病变。

高密度脂蛋白胆固醇也是血脂测定的重要内容之一。所谓高密度脂蛋白，也是可以通过超速离心法分离出来的一种血液脂蛋白。高密度脂蛋白是血液中密度最高、颗粒最小的脂蛋白，由多种物质组成，如胆固醇、甘油三酯、磷脂和蛋白质等。利用超速离心法分离出血中的高密度脂蛋白，然后再测定其中的胆固醇，即为高密度脂蛋白胆固醇，这是最准确的测定高密度脂蛋白胆固醇的方法。不过目前医学上常采用比较简便且经济的免疫化学沉淀法直接测定高密度脂蛋白胆固醇。高密度脂蛋白胆固醇是临床检验的重要指标，它代表了血液中高密度脂蛋白的水平。

近来众多的科学研究证明，高密度脂蛋白是一种独特的脂蛋白，具有明确的抗动脉粥样硬化作用，可以将动脉粥样硬化血管壁内的胆固醇"吸出"，并运输到肝脏进行代谢清除，因此高密度脂蛋白具有"抗动脉粥样硬化性脂蛋白"的美称。

08 胆固醇与甘油三酯的合适范围是多少?

咨询: 我今年 57 岁，近段时间总感觉头晕头沉、身体困乏，前天到医院就诊，经检查血脂、血糖、肝功能等，医生说我胆固醇和甘油三酯偏高，是高脂血症。我明白胆固醇和甘油三酯应当有一个合适的范围，麻烦您告诉我：胆固醇与甘油三酯的合适范围是多少?

解答: 正像您所说的那样，胆固醇和甘油三酯有其正常范围，也就是合适的范围，高于正常范围就是高脂血症。

常规检查血清胆固醇和甘油三酯，可以证实高脂血症的存在，现在常采用酶法测定血清胆固醇和甘油三酯。目前认为，我国成年人血胆固醇水平的合适范围为 < 5.20mmol/L，5.2~6.2mmol/L 为边缘升高，≥ 6.2mmol/L 为升高。甘油三酯的合适范围为 < 1.70mmol/L。

越来越多的证据表明，高密度脂蛋白胆固醇降低会增加患冠心病的危险性。低水平的高密度脂蛋白胆固醇（即 < 0.90mmol/L）被认为是冠心病的主要危险因素，而较高水平的高密度脂蛋白胆固醇可保护人群不患冠心病，即高密度脂蛋白胆固醇超过 1.60mmol/L 为冠心病的负向危险因素。最近的研究表明，无论总胆固醇水平高或低，只要高密度脂蛋白胆固醇水平降低，心脑血管疾病发生的危险性就会增加。

高甘油三酯血症是否为冠心病的独立危险因素一直存在争议。最近的研究表明，高甘油三酯血症与冠心病死亡或心血管事件（心绞痛、心肌梗死）之间直接相关，或者在伴有低高密度脂蛋白胆固醇水平时直接相关，或者在伴有低高密度脂蛋白胆固醇水平时使这一相关性加强。

高甘油三酯血症是脂蛋白代谢异常的一种反映，往往伴有高密度脂蛋白水平下降和低密度脂蛋白水平升高。低密度脂蛋白有更强的致动脉粥样硬化作用。此外，高甘油三酯血症时，往往还伴有高胰岛素血症、胰岛素抵抗和高凝状态。有研究表明，用氯贝丁酯和烟酸治疗高甘油三酯血症后，冠心病死亡率的降低与血液中甘油三酯水平的下降呈显著相关。

09 高密度脂蛋白能防止动脉粥样硬化吗？

咨询：前段时间单位安排体检，发现我胆固醇、甘油三酯和低密度脂蛋白都偏高，后来确诊为高脂血症。我以为血脂检查指标只要升高，就不是好事，前天听说高密度脂蛋白能防止动脉粥样硬化，升高是好事，我不太相信，请问：高密度脂蛋白能防止动脉粥样硬化吗？

解答：确实像您听说的那样，高密度脂蛋白能防止动脉粥样硬化，升高是好事。目前已经公认高密度脂蛋白在预防动脉粥样硬化、防止冠心病的发生方面是"有功之臣"，因此科学家们把它称为"抗动脉粥样硬化脂蛋白""冠心病的保护因子"。那么，高密度脂蛋白是如何发挥其保护作用的呢？

高密度脂蛋白主要在肝脏和小肠合成，也可来自乳糜微粒和极低密度脂蛋白的分解产物。机体细胞可以摄取胆固醇，也可以释放胆固醇。一方面，高密度脂蛋白可以使血浆中的胆固醇转移到肝脏，部分转化为胆汁酸而排出体外；另一方面，高密度脂蛋白颗粒小，结构致密，能自由进出动脉壁，可以清除积存于血管壁内的胆固醇，且不向组织释放胆固醇，具有将组织中胆固醇转移出去的功能。

高密度脂蛋白颗粒中的载脂蛋白 A-1 能激活脂蛋白代谢中的关键酶，并进一步清除组织中的胆固醇，把它运送到肝脏去进行处理，这样便减缓了动脉粥样硬化的发生和发展。高密度脂蛋白抑制低密度脂蛋白与血管内皮细胞及平滑肌细胞受体的结合，从而减少了低密度脂蛋白在细胞中的堆积。已知低密度脂蛋白是一种致动脉粥样硬化的脂蛋白，它的主要成分是胆固醇，如果它在动脉壁沉积过多，久而久之，便会形成动脉粥样硬化斑块。

由上可以看出，高密度脂蛋白在体内起到了"环卫工人"那样平凡而又重要的作用，它通过一系列微妙的机制，将动脉壁上的胆固醇运送到肝脏去进行分解代谢，而且还能与低密度脂蛋白竞争细胞表面脂蛋白受体，使细胞代谢免遭破坏，从而阻止了动脉粥样硬化的发生，所以高密度脂蛋白胆固醇也被称为是"好胆固醇"。

10 为什么有"好胆固醇"与"坏胆固醇"之说？

咨询： 我在前段时间单位安排健康体检时，发现胆固醇偏高，后来确诊为高脂血症。我总以为胆固醇高了不好，昨天听朋友说胆固醇高并不一定是坏事，有好坏之说，这把我给弄糊涂了，麻烦您告诉我：为什么有"好胆固醇"与"坏胆固醇"之说？

解答： 许多人像您一样，一提到胆固醇，认为胆固醇都是坏的，高了不好，大有谈虎色变的恐惧，其实这是一种误解，胆固醇也有"好胆固醇"和"坏胆固醇"之分。

我们知道任何事物都具有两面性，就胆固醇而言，它本身具有重要的生理功能，是维持生命活动的守护神，没有它，生命活动就无法正常进行。通过深入研究人们发现，血中的脂蛋白也有好坏之分。低密度脂蛋白是从肝脏携带胆固醇到周围血管，特别是到心脏上的血管（主要指冠状动脉），可造成过多的胆固醇在血管壁上积存，引起动脉粥样硬化。现已证实，低密度脂蛋白及其所携带的胆固醇（低密度脂蛋白胆固醇）升高是引起冠心病等心脑血管疾病的罪魁祸首，所以我们称低密度脂蛋白胆固醇为"坏胆固醇"。

相反，高密度脂蛋白能将血管壁多余的胆固醇运送回肝脏进行排除，从而保护血管免受侵害，阻止动脉粥样硬化的发生，所以称高密度脂蛋白胆固醇为"好胆固醇"，高密度脂蛋白及高密度脂蛋白胆固醇升高被认为是好事。如果您吃下太多的脂肪时，体内的低密度脂蛋白就会增高，那么过多的胆固醇就会粘在血管壁上，长期作用就会引起动脉粥样硬化。这时，高密度脂蛋白可以帮忙清除过多的胆固醇，避免血管阻塞，从而防止心脑血管病的发生。

因此，在调脂治疗的过程中，我们不但要采取措施降低坏的脂蛋白及其胆固醇，而且还要想法升高好的脂蛋白及其胆固醇，以恢复机体正常的生理功能。

11 什么是高脂血症？哪些人容易患高脂血症？

咨询：我平时饮酒较多，体型偏胖，近段时间总感觉头晕头沉、身体困乏。昨天我到卫生室咨询，医生说我可能是患了高脂血症，让我到医院进一步检查确诊。我知道很多人患有高脂血症，麻烦您给我介绍一下：**什么是高脂血症？哪些人容易患高脂血症？**

解答：医生让您进一步检查确诊很有必要，像您这样饮酒较多、体型偏于肥胖的人，不仅要考虑高脂血症的存在，还应看是否患有高血压、糖尿病、冠心病等疾病，注意检查血压、心电图以及检测血脂、血糖等。

提起高脂血症，大多数人都听说过，可是没有多少人把高脂血症和自己联系起来，因为人们常常是在不知不觉中被高脂血症纠缠上的。高脂血症是由于机体脂肪代谢或运转异常，使血浆中一种或几种脂质高于正常的临床综合征，可表现为高胆固醇血症、高甘油三酯血症或两者兼有（混合型高脂血症）。脂质不溶或微溶于水，必须与蛋白质结合以脂蛋白形式存在，才能在血液循环中运转，因此高脂血症常为高脂蛋白血症的反映。由于逐渐认识到血浆中高密度脂蛋白降低也是一种血脂代谢紊乱，因而称之为血脂异常即能更为全面、准确地反映血脂代谢紊乱状态，不过人们习惯上仍称为高脂血症。

目前认为，我国成年人血胆固醇水平的合适范围为 < 5.20mmol/L，5.2~6.2mmol/L 为边缘升高，> 6.2mmol/L 为升高。甘油三酯的合适范围为 < 1.70mmol/L。低密度脂蛋白的理想水平为 < 2.6mmol/L，合适水平为 < 3.4mmol/L，边缘升高为 3.4~4.1（不包括）mmol/L，升高为 ≥ 4.1mmol/L。

高脂血症是一种常见多发病，那么哪些人易患高脂血症呢？通常认为包括下列人群：①有高脂血症家族史者；②肥胖者；③中老年人；④长期高脂、高糖饮食者；⑤绝经后妇女；⑥长期吸烟、酗酒者；⑦习惯于静坐者；⑧生活无规律、情绪易激动、精神长期处于紧张状态者；⑨患有糖尿病、高血压病、冠心病、脂肪肝及黄色瘤等疾病者。

12 饮食对血脂有什么影响？

咨询： 我平时喜欢吃肥肉和猪大肠，近段时间总感觉身体困乏，昨天到医院就诊，经检查血脂、血糖、心电图等，确诊为高脂血症。医生说我的高脂血症是不良的饮食习惯造成的，要求我立即纠正不良的饮食习惯，我不太相信，请问：饮食对血脂有什么影响？

解答： 这里首先告诉您，医生要求您立即纠正不良的饮食习惯完全正确。在众多的影响血脂的因素中，饮食因素与血脂的关系最为密切，膳食结构不合理会直接诱发高脂血症，肥肉和猪大肠都含有较高的胆固醇，您平时喜欢吃这些，不患高脂血症才怪呢。

饮食对血脂水平的影响有即时影响和长期影响两个方面。正常人在饱餐后，血脂的含量即有不同程度的增加，特别是进食肉、蛋黄、奶油、动物内脏等高脂肪食物后，血脂水平会大幅度地升高，血中可出现大量的乳糜微粒，同时甘油三酯和胆固醇的含量也急剧上升，血液呈现混浊状态，大约经过12个小时后，血中脂质逐渐被脂蛋白酶催化水解，最终恢复到空腹时的水平，血液也转为澄清，这正是我们平时抽血化验血脂需空腹12小时以上的原因。上述的餐后血脂变化，是正常的生理反应，也是暂时的现象。倘若长期进食过多，尤其是饮食以高胆固醇、高脂肪食物为主者，就会造成持续性的脂质代谢紊乱，表现为总胆固醇、甘油三酯、低密度脂蛋白、极低密度脂蛋白明显升高，而高密度脂蛋白处于偏低状态，容易导致动脉粥样硬化的发生。显然，血脂代谢变化异常对机体是极为不利的。因此，控制饮食和加强运动为首要而积极的防治策略。

国内大量人群调查发现，食物的种类不同，对血脂的影响也不同。动物性脂肪（主要含饱和脂肪酸）可使胆固醇、甘油三酯、低密度脂蛋白、极低密度脂蛋白增高，而植物性脂肪（主要含不饱和脂肪酸）、植物蛋白、膳食纤维等可使之下降，糖类（如果糖、蔗糖）易使甘油三酯升高。

由上可以看出，日常饮食习惯直接影响着血脂的水平，并与动脉粥样硬化的发生和发展有密切的关系，自觉养成良好的饮食习惯，做到荤素搭配、营养均衡全面、进餐定时定量，可将血脂控制在一个理想的水平。

13 运动对血脂有什么影响？

咨询： 我今年43岁，从事文案工作，平时缺乏运动，可以说吃过饭就坐在电脑桌旁，不仅体型偏胖，单位体检发现还患有高脂血症。我总以为不良的饮食习惯会引发高脂血症，没想到医生说缺乏运动也会导致高脂血症，请您给我讲一讲：运动对血脂有什么影响？

解答： 医生说的没错，缺乏运动会导致高脂血症，坚持运动锻炼的人患高脂血症的危险会明显降低。生命在于运动，一个健康的人，首先要有健康的体魄，并保持心理的平衡，而运动便是人类亘古不变的健康法宝。原始时代人们为了防止野兽的侵袭和伤害，需要在运动中强壮身体、增长技能；古人为了祛病延年发明了易筋经、八段锦、五禽戏等运动方法；而如今许多长寿老人，他们的健康之道仍旧是坚持运动锻炼。

流行病学研究发现，从事体育运动或重体力劳动的人的血胆固醇和甘油三酯水平比同年龄阶段的从事一般劳动或脑力劳动的人要低，而高密度脂蛋白胆固醇水平比一般人要高。因此，长期、有规律地健身运动，对血脂有明显的调节作用，适当强度和运动量的持久锻炼，能减轻高脂血症，改善血脂构成，纠正人体生理、生化代谢失调，使脂质代谢朝着有利于健康的方向发展。

运动和不运动对血脂的影响有显著的差异。运动可以增加高密度脂蛋白胆固醇和减少低密度脂蛋白胆固醇。运动使高密度脂蛋白胆固醇升高的机制尚不清楚，但大多数学者认为运动可导致组织对胰岛素敏感性增加，从而提高脂肪酶的活性，而使高密度脂蛋白胆固醇增加。另外，运动可增加能量消耗，提高静息时的代谢率，加快运用储存的脂肪，防止体内脂肪堆积，调整食欲和促进有利于身体健康的饮食类型的变化，以降低体重。经常的体力活动或同时改变膳食成分，会明显降低血液中胆固醇和甘油三酯含量，减少动脉粥样硬化、冠心病、脑卒中等心脑血管疾病发病的危险性。

14 吸烟对血脂有什么影响？

咨询： 我今年 52 岁，有近 20 年的烟龄，近段时间总是咳嗽，1 周前到医院就诊，经检查确诊为慢性气管炎、高脂血症。医生说这种情况与吸烟有关，让我戒烟，我明白吸烟容易引起气管炎，至于吸烟与高脂血症有关，我不太相信。请问：吸烟对血脂有什么影响？

解答： 医生让您戒烟是十分必要的。当我们拿起香烟时，会发现在烟盒上都印有"吸烟有害健康"的警告，吸烟的危害性是显而易见的，吸烟不仅容易引起气管炎，对血脂确实也有影响。

烟草中含有多种致病因子，诸如尼古丁、一氧化碳、焦油以及含有苯类的有毒物质等，对血脂代谢影响明显的主要有尼古丁和一氧化碳。吸烟可使血胆固醇、甘油三酯水平升高，高密度脂蛋白水平降低，同时促使低密度脂蛋白被氧化，这些都是动脉粥样硬化形成的危险因素。

15 饮酒对血脂有什么影响？

咨询： 我今年49岁，平时喜欢饮酒，近段时间总感觉头晕头沉、身体困乏。前天我到医院就诊，经检查血脂、血糖等，确诊为高脂血症，医生说血脂升高与饮酒有关，我想进一步了解一下，麻烦您告诉我：**饮酒对血脂有什么影响？**

解答： 这里首先告诉您，过量饮酒确实会对血脂代谢造成不良影响，容易引发高脂血症。酒文化在我国源远流长，酒是亲朋相聚、节日喜庆常用的饮品。人们宴请宾客好友之时，多是美酒飘香之际，推杯换盏，其乐融融，大有不醉不休之势，殊不知，嗜物均应有"度"，适之则有宜，过之则有害，饮酒亦然，少饮之有益，多饮则遗患无穷。

酒的品种很多，有果酒、啤酒、黄酒、白酒、红酒等。对一个健康人来说，少量、间断饮用一些低度的优质酒，能提神、助消化、暖胃肠、御风寒、活血通络，对人的健康是有益的。但是饮酒无度或经常饮用含酒精浓度高的烈性酒，对人体有百害而无一利，酗酒会对血脂产生不良影响，常引起血脂升高。

近年来的研究证明，少量饮酒尤其是饮用红酒，可以调节血脂。适量饮酒不仅可使低密度脂蛋白胆固醇和极低密度脂蛋白胆固醇浓度降低，而且可升高高密度脂蛋白胆固醇浓度，因为高密度脂蛋白具有抗动脉粥样硬化的作用，所以高密度脂蛋白胆固醇被视为是一种"好的胆固醇"。它还可以抑制血小板的聚集，并增强纤维蛋白的溶解，从而阻止血液在冠状动脉内凝固，起"活血化瘀"的作用。因此有人认为适量饮酒可使患冠心病的危险性下降。

然而，长期大量饮酒特别是酗酒，常引起血脂升高。长期过量饮酒易使体内脂蛋白脂肪酶的活性下降，极低密度脂蛋白分解代谢率减慢，血中极低密度脂蛋白浓度升高；同时嗜酒还可使肝脏受损，使肝脏合成高密度脂蛋白的能力下降，血中高密度脂蛋白浓度降低，最终将促进动脉粥样硬化的形成。少数人适应能力较差，长期大量饮酒，可能会出现严重的高脂血症，甚至可引发急性肝炎、肝坏死、消化道大出血、酒精性肝硬化等疾病，所以饮酒一定要适量，以少饮为佳。对患有高血压病、慢性肝病、冠心病等疾病的患者，需特别注意，为了健康，应谢绝饮酒。

16 血脂水平与性别有关吗？

咨询： 我今年52岁，前段时间单位安排体检发现胆固醇偏高，后来问了和我同年龄组的几位男性朋友，他们的血脂水平也都偏高，而与我同年龄组女性朋友的血脂大多数都在正常范围，似乎血脂水平与性别之间也有一定的关系。请问：血脂水平与性别有关吗？

解答： 血脂水平与性别确实有一定的关系。通常认为与体内雌激素水平不同有关。

雌激素可以使血胆固醇、低密度脂蛋白降低，使高密度脂蛋白升高，从而有利于预防高脂血症，减少动脉粥样硬化及冠心病、脑卒中等心脑血管疾病的发生。男性体内雌激素水平低，女性雌激素水平较高，因此在 50 岁之前，女性血胆固醇、低密度脂蛋白水平低于男性，而高密度脂蛋白高于男性，故女性动脉粥样硬化、冠心病、脑卒中等心脑血管病的发病率远较男性为低。在 50 岁以后情况有所改变，当女性进入绝经期，卵巢分泌雌激素的功能减退，直至停止，雌激素水平显著下降，致使血脂水平呈现与绝经前相反的表现，即胆固醇、低密度脂蛋白升高，高密度脂蛋白降低，容易发生脂质代谢紊乱，因而动脉粥样硬化、冠心病、脑卒中等心脑血管疾病的发病率也较绝经前显著增高，致使与男性相近，甚至高于男性。由于以上变化与雌激素平衡失调有关，所以有医生尝试在妇女绝经后采用雌激素替代疗法防治高脂血症和冠心病等。倘若绝经期女性能够加强自我保健意识，保持规律的生活起居和乐观的情绪，坚持经常进行体力活动和体育锻炼，养成良好的饮食习惯，做到荤素搭配、营养均衡全面、结构合理，上述变化是可以得到纠正改善的。

17 血脂水平与年龄有关吗？

咨询： 我今年57岁，前段时间单位安排体检，发现我血脂水平明显高于正常，和我同年龄组的几位同事，血脂也都不同程度偏高，询问单位的年轻人，却很少有血脂偏高者，似乎血脂水平与年龄有一定的关系。请问：血脂水平与年龄有关吗？

解答： 这里首先告诉您，血脂水平并不是一成不变的，确实与年龄也有密切的关系。血脂水平总体是随着年龄的增长而呈进行性增加，并有一定的规律性。婴儿出生时血脂水平最低，出现后逐渐增加，1岁以内增加最快，出生后第3年趋向稳定。另有研究表明，男孩在11岁、女孩在9岁时，体内的胆固醇水平基本稳定；青春期时，由于机体生长发育的需要，体内脂类物质分解代谢速度较快，合成率较低，故胆固醇、甘油三酯、极低密度脂蛋白胆固醇和低密度脂蛋白胆固醇均偏低；成年后，血液中胆固醇、甘油三酯、极低密度脂蛋白胆固醇和低密度脂蛋白胆固醇随着年龄的增长而升高，而且男性高于女性，这是由于在此期间脂类分解代谢率较低，生成率较高之缘故；而50~55岁时，男女两性血脂水平基本相等，两者均达到高峰；当进入65岁以后的老年期，上述各项指标又开始逐步下降，但仍高于青春期，此时血脂的变化则与老年人对脂肪的摄入量减少、肠道对胆固醇的吸收功能减退、肝脏合成胆固醇的能力下降等因素有关。可见，体内血脂变化是一个终生性的渐进过程，随着年龄的增长而呈增高表现。

在血脂水平处于高峰的中老年阶段，若不注意饮食调摄和生活方式的调节，则很可能发生高脂血症，进而导致动脉粥样硬化、冠心病、脑卒中等心脑血管疾病。反之，若适当调整生活方式，采用低脂肪、低胆固醇饮食，适量增加体力活动和体育锻炼，可将血脂控制在一个较为理想的范围之内，使血脂随年龄增长而逐步攀升的趋势得以控制。

18 高脂血症会遗传吗?

咨询：我爷爷患有高脂血症，后来因为冠心病心肌梗死去世了，我父亲今年58岁，也患有高脂血症，我今年32岁，自认为身体不错，前段时间单位体检血脂水平也偏高，我们兄妹几个很担心高脂血症会遗传，害怕患高脂血症。请问：高脂血症会遗传吗?

解答：在临床中，我经常遇到肥胖症、高血压、高脂血症、糖尿病、冠心病等慢性病患者及亲属像您一样，询问这些病会不会遗传。这里可以明确告诉您，不仅肥胖症、高血压、糖尿病、冠心病有明显的家族性，会遗传，高脂血症同样会遗传。

追溯某些高脂血症患者的先辈病史，常发现家族成员中有部分也患过高脂血症，因此有人认为高脂血症是会遗传的。然而，高脂血症究竟会不会遗传，不能一概而论，因为引起血脂升高的原因是多方面的，除遗传因素外，传统的饮食习惯、运动量的多少、工作方式等外界环境因素的作用也是非常重要的。

高脂血症的发生常是由于先天遗传基因缺陷或后天的饮食习惯、生活方式和其他环境因素等所引起。这当中，许多高脂血症具有家族聚积性，有明显的遗传倾向，这些高脂血症统称为家族性高脂血症。有些家族性高脂血症的遗传基因缺陷已基本清楚，如家族性高胆固醇血症，它是一种常染色体显性遗传性疾病，由于基因突变使细胞膜表面的低密度脂蛋白受体缺如或异常，导致血液中低密度脂蛋白清除受阻，使血中的低密度脂蛋白堆积，造成血中总胆固醇水平和低密度脂蛋白胆固醇水平明显升高。

当然，临床中的高脂血症，绝大多数是普通的高胆固醇血症，是多个基因和膳食以及其他环境因素之间相互作用的结果。此时的高脂血症，可以考虑为没有遗传因素影响，而只是膳食结构不合理、运动量太少等因素引起的；也可以考虑为在一定的遗传背景下，通过外界环境的影响而发生的。

19 药物会引起血脂升高吗？

咨询： 我今年 63 岁，患有类风湿性关节炎、高血压，可以说每天都与药物相伴。前天我到医院复查病情，查血脂发现胆固醇、甘油三酯都明显升高，医生说是高脂血症，我认为是长期服用药物造成的，但又不肯定，我想知道：药物会引起血脂升高吗？

解答：大家都知道应用药物可以降低血脂以治疗高脂血症，不过事物都有其两面性，某些药物确实还会影响正常的血脂代谢而引起血脂升高，极少数病人的血脂升高可能是由于某些药物所引起的。

在研究哪些药物可能会引起血脂升高时，最引人关注的是降压药物。这是因为在医学研究的过程中，科学家们发现了一个令人费解的现象，高血压是冠心病（心肌梗死）和脑卒中的主要危险因素，从推理的角度来理解，积极降低血压应能明显降低冠心病心肌梗死和脑卒中的发生，然而早期的研究结果则表明，长期控制血压正常，仅能明显降低中风的发生率，而对冠心病心肌梗死的防治作用并不十分显著。为此，科学家们进行了大量的研究，结果有人观察到部分降压药物可引起血脂升高，而后者已被证实是冠心病心肌梗死的更为重要的危险因素。所以，有人认为降压治疗不能明显减少冠心病心肌梗死的发生，可能是某些降压药物造成了血脂升高，因而抵消了降压药物所产生的有益作用。

在降压药物中，利尿剂如氢氯噻嗪最早被怀疑对血胆固醇和甘油三酯均有升高的不利作用，不过其影响有限。此外，β受体阻滞剂如普萘洛尔也是较早应用的降压药，也有人曾认为这类药物可升高血脂。但经过近年综合分析大量的研究结果后，专家们已证实这两类药物对升高血脂的不利作用甚微，所以对它们的应用不必有过多的顾虑。糖皮质激素（常简称为激素）是一类用于治疗哮喘、关节炎等常见病的重要药物，虽然有研究证实短期服用不会对血脂水平产生明显影响，但是长期应用却可能引起面部和背部的脂肪堆积，并同时使其他部位的皮下脂肪消耗增加，因而会使血胆固醇和甘油三酯水平升高。

当然，还有其他一些药物也可引起短时间的轻度血脂升高，但停服药物后血脂都会恢复到原来的水平，因而不必过多地担心药物通过影响血脂而造成严重的后果。

20 "胖人血脂高，瘦人血脂低" 的说法对吗？

咨询： 我今年 50 岁，平时喜欢吃肥肉，身体较胖，患有高脂血症。我朋友刘某，是有名的"胖墩"，也患有高脂血症，似乎胖人容易患高脂血症，也有"胖人血脂高，瘦人血脂低"的说法，不知道对不对，请您告诉我："胖人血脂高，瘦人血脂低"的说法对吗？

解答： 一般人的印象是只有胖人才血脂高，瘦人血脂应该不高，所以有"胖人血脂高，瘦人血脂低"的说法，其实这种说法并不正确。事实上，体型正常或较瘦的人血脂升高者并不少见。这是为什么呢？因为引起血脂升高的原因很多，包括遗传因素、饮食因素、运动情况等，体重只是众多影响血脂高低的因素之一，但不是唯一的。

由于某些原因引起体内脂肪过分堆积而造成体重超过正常标准的 20% 以上者称为肥胖。不容否认，肥胖容易引起人体内分泌紊乱，致使血脂代谢失调，不仅体内脂肪组织增加，而且血液中脂质也明显增加，表现为血甘油三酯、胆固醇、极低密度脂蛋白、低密度脂蛋白水平升高，高密度脂蛋白水平下降，并且其发生率与肥胖程度呈正相关，可以说肥胖是引起血脂增高的一个重要原因。需要指出的是，肥胖者虽然血脂水平相对正常人群偏高，但并非个个都必然患高脂血症。

血脂的变化并不仅仅受肥胖因素的影响，还与年龄、性别、饮食、职业、性格、民族、习惯等因素有关。由于遗传、代谢和环境等因素的作用，较瘦的人同样可存在脂质代谢异常，引起血脂升高，说明血脂升高与人的胖瘦并无必然的关系。例如家族性高胆固醇血症是一种常染色体显性遗传性疾病，尽管患者并不肥胖，但由于细胞膜表面的低密度脂蛋白受体异常或缺如，导致体内低密度脂蛋白清除障碍，以致血中总胆固醇水平和低密度脂蛋白胆固醇也就水涨船高，比正常人高出许多，说明较瘦的人血脂不但可以升高，而且还可能升高相当明显。

因此，体态苗条的人也不可对高脂血症掉以轻心，尤其是中老年人容易发生心脑血管疾病，定期检查血脂还是很有必要的。遇到血脂增高的情况时，要综合分析其根源所在，不要以单纯的体型胖与瘦来判定。

21 引起血中甘油三酯增高的原因有哪些?

咨询：我近段时间总感觉头晕头沉、身体困乏，前天到医院就诊，检查血中甘油三酯明显增高，医生说是高脂血症。我知道高脂血症容易引发冠心病、脑梗死等心脑血管疾病，请问：引起血中甘油三酯增高的原因有哪些?

解答：高脂血症是由于机体脂肪代谢或运转异常，使血液中一种或几种脂质高于正常的临床综合征，可表现为高胆固醇血症和高甘油三酯血症。您的甘油三酯明显增高，确实是高脂血症，属于高脂血症中的高甘油三酯血症。

血中甘油三酯大部分存在于乳糜微粒和极低密度脂蛋白中，所以血中乳糜微粒和极低密度脂蛋白的水平即反映了甘油三酯的浓度。因此，凡能引起血中乳糜微粒和极低密度脂蛋白升高的因素，均可导致血中甘油三酯升高。血甘油三酯的合适范围为 < 1.70mmol/L。

要预防和治疗高甘油三酯血症，首先要知道引起血中甘油三酯增高的原因有哪些。引起血中甘油三酯升高的原因是多方面的，主要的有饮食因素、运动因素、遗传因素、药物因素以及疾病因素等。

（1）饮食因素：平时过多食用含脂肪较多的食物（如肉、蛋黄、奶油、动物内脏、油炸食品等），或过分喜食甜食（如糖果、蛋糕、夹心饼干），均可导致热量过剩，转化为脂肪储存于体内，以致身体发胖，血中甘油三酯水平随之升高。长期大量饮酒者，可降低脂蛋白酶的活性，使乳糜微粒、极低密度脂蛋白中甘油三酯的水解速度减慢，也可使血中甘油三酯水平上升。

（2）运动因素：喜静少动，喜坐车少步行者，其血中甘油三酯水平比经常运动锻炼者要高，这是因为锻炼可增加脂蛋白酶活性，促进乳糜微粒和极低密度脂蛋白中甘油三酯的水解，使甘油三酯水平随之下降。而缺少运动锻炼者恰与其相反，故血中甘油三酯水平升高。

（3）遗传因素：遗传因素也是影响甘油三酯的重要因素之一。如家族性高甘油三酯血症是遗传因素造成的，在一个家族中，有多人出现单纯性血中甘油三酯浓度增高，多为3.4~9.0mmol/L。家族性脂蛋白酶缺乏病也是一种遗传性疾病，主要是由于脂蛋白酶缺乏，乳糜微粒中的甘油三酯水解发生障碍，进而堆积于体内致使血中甘油三酯浓度升高。

（4）疾病因素：糖尿病、肾病综合征、甲状腺功能减退、胰腺炎、痛风、脂肪肝、肥胖症、库兴综合征等疾病，可以影响体内脂质代谢过程，致使血中甘油三酯浓度升高。

（5）药物因素：药物对甘油三酯水平也有影响，不过其影响非常有限。如利尿药氢氯噻嗪，β 受体阻滞剂如普萘洛尔，避孕药，抗心律失常药胺碘酮，H_2 受体阻滞药雷尼替丁，糖皮质激素及促肾上腺皮质激素等。

由上可以看出，高甘油三酯血症的发生是多源性的，一旦发现自己血中甘油三酯水平升高，应从多方面寻求其发病根源，从根本上加以调整，并适当地配合降脂药治疗，以获得满意的疗效。

22 引起血中胆固醇增高的原因有哪些？

咨询： 我今年41岁，前段时间单位安排体检时发现血脂偏高。我仔细看了检查单，主要是胆固醇升高，甘油三酯并不高，听说引起胆固醇升高的原因有很多，我想了解一下：引起血中胆固醇增高的原因有哪些？

解答： 胆固醇遍布全身各处，是所有组织、器官的细胞组成部分，具有重要的生理功能但也并非多多益善。

血中胆固醇增高，即为高脂血症，属于高脂血症中的高胆固醇血症。引起血中胆固醇增高的原因是多方面的，除饮食因素外，肥胖、年龄、遗传以及疾病等也都是引起血中胆固醇升高的原因。

（1）饮食因素：平日里不加节制地进食含胆固醇、饱和脂肪酸较多的动物性食物，如肉、蛋黄、奶油、动物内脏（肝、肠、肚等），可直接引起血中胆固醇浓度升高。

（2）肥胖因素：研究证实，肥胖是导致血中胆固醇浓度升高的一个重要原因之一。肥胖可使血中胆固醇和低密度脂蛋白的合成增加，易引起血中胆固醇浓度升高。

（3）年龄因素：随着年龄的增长，低密度脂蛋白受体的功能减退，低密度脂蛋白被分解代谢的功能降低，在血中积聚增多，致使血中胆固醇浓度升高。在女性绝经期（45~50岁）雌激素分泌减少，引起低密度脂蛋白受体功能减退，所以绝经期妇女易发生高胆固醇血症。

（4）遗传因素：家族性高胆固醇血症与遗传因素有关，使体内低密度脂蛋白受体先天性功能缺陷，血中低密度脂蛋白清除减慢，而引起血中胆固醇水平升高。

（5）疾病因素：糖尿病、肾病综合征、甲状腺功能减退、脂肪肝、牛皮癣等疾病，均可使胆固醇代谢发生障碍，使其在血中过多积聚而致浓度升高。

23 高脂血症的危害有哪些？

咨询：我平时并没有什么不舒服，前些天儿女出于孝心让我到医院检查身体，说是没病早防，有病早治。这一检查不当紧，医生说我血脂偏高，患了高脂血症，若不及时治疗容易引发冠心病、脑梗死等心脑血管疾病，我想进一步了解一下：高脂血症的危害有哪些？

解答：随着社会经济的发展，人们物质生活水平的不断提高及生活方式的改变，我国高脂血症的发病率呈逐年上升趋势，与高脂血症密切相关的疾病如动脉粥样硬化、冠心病、糖尿病、高血压病、脑梗死等疾病更是明显增加，高脂血症的危害是显而易见的。

高脂血症对身体的损害是一个缓慢的、逐渐加重的隐匿过程，可能十几年甚至更长时间才出现临床症状，如头晕、气短、胸闷等。高脂血症患者由于血脂含量高，所以动脉内壁上脂肪斑块沉积速度较快，当达到一定的程度（即斑块将血管内壁阻塞到一定的程度），使血液供应发生不足时就出现临床症状。高脂血症的最大危害是最终将导致冠心病、脑卒中等心脑血管疾病。脂肪斑块阻塞到供应心脏血液的动脉支，即发生冠心病；当阻塞到脑动脉或其分支时，即出现脑血管病。大量的基础研究资料和临床实践证明，高脂血症与动脉粥样硬化的形成和发展有着极为密切的关系。科学实践已经证明，在高脂血症的持续作用下，血管壁细胞不能维持脂类代谢平衡，脂类即在动脉壁堆积，高脂血症可改变血管壁细胞生物膜的脂质成分，使之更容易遭到自由基攻击，导致功能结构改变甚至细胞死亡，形成粥样物质。此外，血液流变学的研究也证明，高脂血症可以改变血液黏稠度，影响红细胞、血小板聚集，使血液处于高凝状态，血栓易于形成，诱发心绞痛、心肌梗死、脑梗死等。

20世纪80年代以来，我国心脑血管疾病的发病率呈不断上升趋势，现已成为致死、致残的主要原因，而动脉粥样硬化正是包括冠心病、脑卒中在内的心脑血管疾病的发病基础。动脉粥样硬化的出现，其最根本的原因就是高脂血症的长期存在。不仅如此，高脂血症还与糖尿病、肾脏疾病、甲状腺功能减退等疾病密切相关，可以说高脂血症的危害是很多的。为了减少高脂血症的危害，提高人民群众的生活质量，预防心脑血管疾病的发生，医学界发出了"积极防治高脂血症、高血压病、高血黏度，减少心脑血管疾病发生率"的呼吁。

24 为什么说高脂血症是"隐形杀手"？

咨询： 我平时并没有什么不舒服的感觉，前些天单位安排健康体检，发现胆固醇明显升高，后来确诊为高脂血症。自从患病后，我特别关注有关高脂血症方面的知识，昨天从报纸上看到有高脂血症是"隐形杀手"的说法，请问：为什么说高脂血症是"隐形杀手"？

解答： 这里首先告诉您，高脂血症确实是"隐形杀手"。不少冠心病心肌梗死的患者为自己突然发生心肌梗死而感到困惑不解，他们认为自己能吃、能喝，照常工作和生活，平时并没有任何不适感觉，怎么会突然发生这么严重的疾病呢？其实只要对他们做详细的检查，便能发现其中很多人的血脂都偏高，有不同程度的隐性冠心病存在，而高脂血症是目前医学界公认的可引起冠心病的最主要原因之一。心肌梗死的突然发生是高脂血症这个"隐形杀手"长期作用于机体的结果。

我们应该清楚，高脂血症对身体的损害，是一个缓慢的、逐渐加重的隐匿过程。高脂血症本身多无明显的症状，不做血脂化验很难被发现。长期血脂升高，加之伴有高血压以及吸烟、饮酒等，致使动脉逐渐出现粥样硬化，久而久之，动脉血管粥样硬化日趋严重，甚至出现狭窄和阻塞，患者可有头晕、胸闷等症状，严重者则突然发生脑卒中、心肌梗死等，甚至出现心源性猝死。正因为高脂血症是悄然无声地吞噬着人们的生命，所以人们形象地把高脂血症称为"隐形杀手"。

因此,在繁忙的工作和生活之余,当您经常出现头晕、健忘、体力下降、睡眠不安、胸闷气短等表现时,一定要关注自己的血脂状况,检查有无隐性冠心病、动脉粥样硬化等疾病存在。医生们建议,中老年人最好能每半年或一年进行1次血脂检查,以便及时了解和调整血脂状况。注意培养健康的生活方式可以防止高脂血症这个"隐形杀手"对您的侵害,帮助您远离这一杀手。

控制体重,饮食宜清淡,减少食盐、脂肪和糖类的摄入,戒除吸烟饮酒,学会应对身心压力,保持良好的心态和稳定的情绪;特别是坚持体育锻炼,既可增强心脑血管的功能,提高机体的抗病能力,更有助于减轻体重、防止肥胖,这些都是防治高脂血症的有效措施。

25 高脂血症影响人的视力、听力和记忆力吗?

咨询:我近段时间总感觉身体困乏,记忆力也不如从前,昨天到医院就诊,经检查确诊为高脂血症,医生说高脂血症不仅使人身体困乏,还可影响视力、听力和记忆力,我不太相信,请问:高脂血症影响人的视力、听力和记忆力吗?

解答:高脂血症的危害是多种多样的,不仅导致人们头晕头沉、身体困乏，引发动脉粥样硬化、冠心病、脑卒中等心脑血管疾病，诱发糖尿病、脂肪肝等疾病，确实还可影响人的视力、听力和记忆力等。

（1）影响视力：大量研究表明，在高血压病、糖尿病和高脂血症三种疾病中，高脂血症是引起视网膜血栓形成的最常见的原因。当患者有严重的高脂血症时，血液中含有大量的富含甘油三酯的脂蛋白，可使视网膜血管颜色变淡而近乳白色，而这些脂蛋白有可能进一步从毛细血管中漏出，这就是视网膜脂质渗出，在视网膜上呈现出黄色斑片，如果脂质渗出侵犯到黄斑则可严重影响视力。高脂血症引起的视网膜静脉血栓形成后果更加严重，而且不易被及时发现。高脂血症可以导致血管内皮损伤、血小板过度活化，使其释放多种凝血因子，造成血小板聚积性增高，以及凝血纤溶系统功能紊乱，血管内血栓形成。若血栓发生于眼睛内，可以造成视网膜血管阻塞，中央静脉阻塞可表现为视盘周围环状出血和渗出及视网膜静脉扩张，这种情况可引起视力下降，在老年人严重的视力下降可造成双目失明。

（2）影响听力：高脂血症与心脑血管疾病的关系大家都知道，不过高脂血症可引发耳聋可以说鲜为人知。现代研究表明，中老年人耳聋与高脂血症密切相关。长期患有高脂血症，血液中过多的脂质就会沉积于血管壁上，过氧化脂质增加，直接导致内耳细胞损伤，同时内耳血管出现狭窄，发生供血障碍，造成内耳缺血缺氧，致使听力减退甚至耳聋。中老年人如果出现听力减退，应及时到医院就诊，如果是因为高脂血症引起的，要在医生的指导下及时应用降低血脂、降低血液黏稠度、扩张微血管和营养神经的药物，如此可有助于恢复听力。

（3）影响记忆力：人的大脑需要足够的能量才能发挥应有的功能，高脂血症之所以会影响记忆力，引起中老年人记忆力下降，主要是由于高脂血症导致脑动脉粥样硬化，使脑供血不足，脑细胞缺乏足够的能量供应的缘故。

26 血脂增高是促发动脉粥样硬化的重要因素吗？

咨询： 我近段时间总感觉头晕头沉，经检查血脂、血糖、脑血管多普勒等，确诊为脑动脉硬化、高脂血症。医生说我的脑动脉硬化是高脂血症引起的，我不太理解，请问：血脂增高是促发动脉粥样硬化的重要因素吗？

解答： 血脂增高确实是促发动脉粥样硬化的重要因素，动脉粥样硬化是慢性全身性疾病，可以伴随许多内脏器官的动脉粥样硬化病变，脑动脉硬化是全身动脉粥样硬化的一部分。

流行病学调查表明，高脂血症与动脉粥样硬化有着密切的关系，高脂血症是促发动脉粥样硬化的重要原因。

20 世纪 80 年代以来，随着经济的不断发展和生活水平的不断提高，人们的饮食结构和生活方式发生了很大的变化，外源性高脂肪食物大量摄入，加上运动量明显减少，患高脂血症的人越来越多，同时也是肥胖者明显增多的原因之一。近年来国内外学者研究和调查后一致认为，胆固醇增高是动脉粥样硬化和冠心病的致病因素，冠心病的死亡率随着血胆固醇的增加而不断上升。此外，实验研究还证实，血甘油三酯水平增高也会增加动脉粥样硬化的危险性。现在比较一致的看法是，血脂增高是促发动脉粥样硬化的重要因素。

高脂血症患者通过积极的降脂治疗，可以防止或延缓动脉粥样硬化病变的发生和发展，从而使冠心病心肌梗死、脑卒中等心脑血管疾病的发病率及死亡率下降。

27 高脂血症与脂肪肝常同时存在吗？

咨询：我今年55岁，平时喜欢吃肥肉，体型偏胖，不仅患有高脂血症，还有脂肪肝。我们单位几位同事，在患高脂血症的同时，也都有不同程度的脂肪肝存在。麻烦您告诉我：高脂血症与脂肪肝常同时存在吗？

解答：这里可以明确告诉您，高脂血症与脂肪肝具有很多相同的病因，所以往往同时存在，或高脂血症在先、脂肪肝在后。

患脂肪肝后，大多数患者并没有明显的症状出现，而只是在体检做血脂、肝功能及B超检查时被发现，部分患者可有全身无力、腹胀、食欲不振、肝区闷痛不适等。体检时可发现肝脏有不同程度的增大，边缘钝，表面光滑，可有轻度触痛，没有血管痣、肝掌和黄疸。多数脂肪肝患者血脂增高，肝功能检查可有轻度异常，如谷丙转氨酶增高，B超提示有脂肪肝的改变。引发脂肪肝的原因有很多，常见的有高脂高糖饮食、各种原因造成的脂肪动员加强、营养失衡以及酗酒等。

（1）高脂高糖饮食：食用高脂肪食物可以使进入肝脏的脂肪和脂肪酸过多，如果超过肝脏的输出，脂肪即可沉积于肝脏。经常进食高糖饮食者，从肠道吸收到体内的糖也增加，过多的糖可在体内转变为脂肪。因此，如果一个人经常进食高脂肪饮食，同时又进食高糖饮食，那么他就更容易发生脂肪肝了。

（2）脂肪动员加强：各种原因造成的脂肪动员加强也是引发脂肪肝的原因之一。如糖尿病患者由于胰岛素的不足，机体组织对糖的利用率减少，脂肪动员加强，使血清非酯化脂肪酸浓度升高，肝脏摄取的脂肪也因而增多。当肝脏合成甘油三酯的速度超过了组合为极低密度脂蛋白及分泌入血流的速度时，便出现肝中甘油三酯的堆积，造成脂肪肝。

（3）营养失衡：必需脂肪酸是合成磷脂的成分，一般认为必需脂肪酸缺乏而使磷脂合成减少，也可造成脂肪肝。此外，大量地摄入富含胆固醇的食物而缺乏维生素 B_6 和泛酸，也会造成脂肪肝。

（4）酗酒：乙醇可直接造成肝损害，大量乙醇可使三羧酸循环发生障碍，脂肪酸氧化受阻而导致肝中脂肪堆积而引发脂肪肝。

28 可以通过是否患有高脂血症来评价冠心病的风险吗？

咨询：前段时间单位安排健康体检，发现我胆固醇明显升高，后来确诊为高脂血症。医生说我得冠心病的风险比较高，但我有些不理解。请问：可以通过是否患有高脂血症来评价冠心病的风险吗？

解答：高脂血症是引起冠心病的重要危险因素，依据是否患有高脂血症确实可以评价冠心病的风险。但这是不是意味着有高脂血症患者就一定有冠心病，而冠心病患者必定有高脂血症呢？这也不能一概而论。我们说高脂血症患者得冠心病的风险较大，但不等于他已有了冠心病，因为冠心病是一个缓慢发展的过程，尤其在早期阶段是可逆转的，只要及早发现、及早治疗，是有望治愈的。另一方面，有相当多的冠心病患者，其血脂水平正常，说明冠心病的发病是多因素的，高脂血症是一个重要因素，但并不是唯一的因素。

29 急性脑血管病与血脂水平有什么关系?

咨询: 我患高脂血症已很长一段时间,前天因突然左侧肢体麻木无力到县医院就诊,经检查头颅 CT 等,确诊为急性脑梗死。医生说急性脑血管病与血脂水平有一定的关系,我的脑梗死是高脂血症造成的。请问:**急性脑血管病与血脂水平有什么关系?**

解答: 急性脑血管病也称之为"脑卒中""脑血管意外",包括短暂性脑缺血发作、腔隙性脑梗死、脑梗死脑出血、蛛网膜下腔出血等,因其发病突然而得名,是一种严重危害中老年人健康和生命的常见多发病。急性脑血管病的发生与血脂代谢异常有着十分密切的关系,由于血脂过高致使动脉血管内膜脂质不断沉着,可加速动脉粥样硬化,动脉粥样硬化的出现大大增加了促发急性脑血管病的危险性。

大量研究证实,血液中高密度脂蛋白胆固醇水平下降是脑血栓形成的重要因素之一。近年来的流行病学调查结果表明,含有载脂蛋白 A(Apo-A)抗原的特殊结构的脂蛋白(α)其浓度的升高是动脉粥样硬化、脑血栓形成、冠心病发生的重要危险因素。有人通过观察脑卒中患者血液中脂蛋白(α)水平,并与同年龄的健康人比较,发现脑卒中患者的脂蛋白(α)浓度非常显著地高于正常组,从而提示了脂蛋白(α)是急性脑血管病的独立危险因素，推测其对脑血管病的预测、预防有相当重要的价值。血液中脂蛋白（α）水平升高引起急性脑血管病的机制还不十分清楚，目前认为主要是由于脂蛋白凝血系统功能紊乱，导致动脉壁脂质沉积或血栓附着。脂蛋白（α）可能促进动脉壁胆固醇的沉积，对动脉粥样硬化病变的发展可能有促进作用。国外有学者认为，脂蛋白（α）比低密度脂蛋白更具有致动脉粥样硬化的作用。

30 为什么糖尿病患者常伴有血脂异常？

咨询：我今年53岁，2年前检出患有糖尿病，前段时间发现血脂也升高了。我们单位的张主任，不仅患有糖尿病，同时还有高脂血症，听说糖尿病患者常伴有血脂异常，这在我身上也有表现，我不清楚其中的原因，我想知道：为什么糖尿病患者常伴有血脂异常？

解答：的确，许多糖尿病患者化验血脂时，会发现血甘油三酯明显升高，胆固醇也会升高，高密度脂蛋白胆固醇常有偏低。为什么糖尿病患者多有这些血脂异常呢？这是因为人体内的糖代谢与脂质代谢密切相关，糖尿病患者的糖代谢发生问题，势必就会影响体内脂质的正常合成和分解，使体内脂质的合成增加，而分解则减慢，其结果是引起血脂异常。

糖尿病患者常伴有脂质代谢紊乱。非胰岛素依赖型糖尿病患者由于周围组织胰岛素受体的敏感性降低和数量减少，发生胰岛素抵抗，血胰岛素水平增高，但由于脂肪细胞膜上受体不敏感，抑制脂肪分解作用减弱，游离脂肪酸生成增多，进入肝脏转化为甘油三酯增多；胰岛素同时促进脂肪合成，导致血中极低密度脂蛋白及甘油三酯增多。胰岛素依赖型糖尿病患者胰岛素绝对缺乏，导致脂肪分解加速、游离脂肪酸进入肝而生成甘油三酯和酮体，毛细血管壁脂蛋白脂酶活性减低，于是乳糜微粒及极密度脂蛋白分解减弱而在血中浓度增高。

糖尿病患者的脂质代谢紊乱，以血清甘油三酯增高最明显，而胆固醇为轻度增高。有研究认为，非胰岛素依赖型糖尿病患者的血高密度脂蛋白水平降低，高密度脂蛋白颗粒从周围组织摄取胆固醇的能力降低，导致胆固醇在这些部位大量积聚，这可能是非胰岛素依赖型糖尿病患者动脉粥样硬化发病的重要因素。

31 血脂高会引起血压高吗？

咨询： 我近段时间总感觉头晕头沉、身体困乏，昨天到医院就诊，检查血脂、血糖，检测血压等，不仅胆固醇较高，检测血压低压也偏高，确诊为高脂血症、高血压。医生说我之所以血压高是血脂高引起的，我是将信将疑，麻烦您告诉我：血脂高会引起血压高吗？

解答： 在临床中，有相当一部分高脂血症患者同时有高血压，有些医生也称高脂血症和高血压是一对"患难兄弟"，说血脂高会引起血压高，那么血脂高是否会引起血压高呢？

高血压是我国中老年人的常见病和多发病，大量的医学研究表明，血脂水平与血压高低之间确实存在着密切的关系，高脂血症是引发高血压的重要危险因素。

既然血脂高可能是高血压的危险因素，那么降低血脂也应使高血压患者的血压下降。所以，现在提倡如果高血压患者同时有高脂血症，除了积极降压外还应及早配合降脂治疗。因为降压和降脂同时进行，不但能使血压易于降至正常，更有利于预防冠心病和脑卒中。

如果高血压患者的血脂正常，是否还应同时进行降脂治疗呢？有人观察了血脂正常的高血压患者，发现积极降脂治疗可明显降低大动脉硬化的程度，改善血管的弹性，并使高血压更易于控制，并有助于防治动脉粥样硬化引起冠心病和脑卒中等严重的心脑血管疾病。所以，降压的同时还应控制血脂，这也符合心血管病防治的基本原则。

32 什么是肥胖症？它与血脂代谢有什么关系？

咨询： 我平时喜欢饮酒，167 厘米的身高，体重达 80 千克，近段时间连续检查 3 次血脂、血糖，胆固醇和甘油三酯都高于正常，医生说我是肥胖症、高脂血症，听说肥胖症与血脂代谢有密切关系，我想了解一下，请问：什么是肥胖症？它与血脂代谢有什么关系？

解答： 您体重明显超标，同时检查血脂胆固醇和甘油三酯都高于正常，确实是患有肥胖症、高脂血症。肥胖症是一种多因素的慢性代谢性疾病，指体内脂肪堆积过多和（或）分布异常，体重增加，其体重超过标准体重 20% 以上者。标准体重的计算方法很多，最简易的方法是：男性标准体重（千克）＝身高（厘米）－105；女性标准体重（千克）＝身高（厘米）－100。正常人体重波动的范围为标准体重 ±10%，体重超过标准体重 10%~20% 为超重，超过 20% 为肥胖，其中超过 20%~30% 为轻度肥胖，超过 30%~50% 为中度肥胖，超过 50% 为重度肥胖。肥胖如无明显病因称单纯性肥胖，有原发性病因者称继发性肥胖。

血脂代谢异常与肥胖症有密切的关系。肥胖的人不仅是体内脂肪组织增加，而且血液中脂质也明显增加，尤其是甘油三酯、游离脂肪酸和胆固醇水平多高出正常，说明同时存在脂质代谢的异常。肥胖者血脂升高可能与以下因素有关。①饮食因素：这是最为常见也是最重要的因素，肥胖者进食总热量多超出自身需要，而且其中脂类食物比例增加，缺少运动，以致热能过多，脂肪堆积，造成血脂增高；②遗传因素：有家族遗传倾向的肥胖者，常同时伴有脂质代谢异常，甚至该家族中体重正常者亦可有高脂血症；③内分泌代谢因素：肥胖者常存在胰岛素抵抗及其他代谢紊乱。

血脂代谢异常可引起肥胖，而肥胖本身亦可引发或加重脂肪代谢紊乱而引起高脂血症。民谚有"有钱难买老来瘦"之说，说明肥胖的危害是不可忽视的。肥胖者通过改变生活方式，加强运动，减少碳水化合物（大米、面食、糖等）的摄入量，高脂血症便可减轻，甚至血脂恢复正常。体重下降对血甘油三酯水平的影响尤为明显。所以说肥胖者控制饮食、减轻体重是十分必要的。

33 老年人血脂异常有什么特点？

咨询： 我今年 65 岁，前段时间单位体检时发现胆固醇偏高，后来确诊为高脂血症。医生说老年人作为一个特殊群体，血脂异常也有其独特性，像我这种情况若不及时治疗，很容易引发冠心病、脑卒中等。请问：老年人血脂异常有什么特点？

解答： 高脂血症在老年人中很常见，是引起冠心病、脑卒中等心脑血管疾病的危险因素。随着人们物质文化生活水平的提高，往往会摄入过量的高脂肪食物，但运动量却不够。而且随着年龄的增长，人体各器官和组织都会出现不同程度的衰退，老年人血脂代谢也受影响。因此，老年人高脂血症的发生率远远高于中青年。老年人作为一个特殊的群体，其血脂异常也有其独特性，与年龄、性别、自然条件、饮食结构和生活习惯等密切相关。

男性血总胆固醇和低密度脂蛋白胆固醇从 20 岁以后稳定上升，一直到 65 岁左右开始缓慢下降，甘油三酯在成年期后呈持续上升的趋势，50~60 岁开始下降。女性血总胆固醇和低密度脂蛋白胆固醇在 25 岁后缓慢上升，绝经期后上升较快，60~70 岁时达到高峰，甘油三酯成年期后持续上升，70 岁以后开始下降。随着年龄的增长，高脂血症的持续损害会造成心脑血管和其他脏器的明显受累，因此，老年人因血脂异常所致的冠心病、脑卒中等疾病多于青年人和中年人，同时血脂异常还可能加重老年痴呆。老年人的血脂异常也容易引起肾动脉硬化或下肢动脉硬化等。最新研究还发现高脂血症可能与老年人癌症的发病率也有一定的关系。

现代研究证明，降低胆固醇含量能延缓动脉粥样硬化的进展，显著减少心脑血管疾病的发生，并且副作用没有增加，安全性良好。然而，目前由于老年人不易坚持服药，加上降脂药物起效较慢、价格偏高等原因，老年人高脂血症患者远未得到合理的治疗，血脂没有控制在合适的范围内。即使是年龄大于 70 岁的老年人，积极地治疗高脂血症也能显著降低冠心病、心肌梗死和脑卒中发生的危险性，因此老年高脂血症患者更应注意控制血脂。

34 高脂血症的"先兆征象"有哪些?

咨询: 我父亲前些年查出患有高脂血症,后来又发现患有冠心病,现在是天天吃药。我今年42岁,虽然检查血脂、血糖都正常,还是很担心,害怕像父亲一样患高脂血症,进而又患冠心病,请问:**高脂血症的"先兆征象"有哪些?**

解答: 这里首先告诉您,您的担心有一定道理,高脂血症若不及时治疗,很容易患上冠心病、脑卒中等心脑血管疾病。了解一下高脂血症的"先兆征象"很有必要,便于早期发现、及时治疗。

先兆即预兆之意,在医学上是指各种疾病发生前的一些早期信号或信息性症状和征象,也称前驱症状或前驱症候群。其实,高脂血症并无典型的早期表现,以下症状的出现预示有血脂升高的可能,应引起重视,并做进一步检查。

(1)黄色瘤:高脂血症早期或血脂升高前可以出现黄色瘤。黄色瘤是一种异常的局限性皮肤隆起,其颜色可为黄色、橘黄色或棕红色,多呈现结节、斑块或丘疹形状,一般质地柔软。根据黄色瘤的形态和发生部分,一般可分为肌腱黄色瘤、掌皱纹黄色瘤、结节性黄色瘤、结节疹状黄色瘤、疹性黄色瘤、扁平黄色瘤。

(2)视力下降:高脂血症患者可有视力下降。在高血压病、糖尿病和高脂血症3种疾病中，高脂血症是引起视网膜血栓形成的最常见的原因。高脂血症在眼睛内部引起的病变，其后果比皮肤或肌腱等部位的黄色瘤严重得多。中老年人的视力下降，有相当一部分是高脂血症累及视网膜引起的。

（3）头晕：头晕是高脂血症常见的早期症状之一。主要原因是长期的脑动脉硬化及血液黏稠度增高，致使脑缺血、缺氧，影响了脑细胞功能。

（4）肥胖：肥胖是高脂血症常见的"先兆征象"之一。特别是吃得好、活动少的人易出现肥胖，血脂升高之前往往先有体重增加，显现出"将军肚"。

（5）腹痛：反复发作的饱餐后短暂腹痛可见于高脂血症导致的肠系膜动脉硬化性胃肠缺血。而高脂饮食后急性发作的持续性中上腹痛多为急性胰腺炎，应注意鉴别。

（6）肢体乏力：在血脂升高的早期，患者可有肢体乏力或活动后疼痛，可能与脂肪代谢紊乱及循环障碍有关。

35 高脂血症的诊断标准是什么？

咨询： 我们单位的张科长，1个月前单位体检发现胆固醇和甘油三酯都偏高，之后又复查了几次，医生说根据高脂血症的诊断标准是患了高脂血症。单位体检时我的胆固醇和甘油三酯也都偏高，想了解一下：高脂血症的诊断标准是什么？

解答：不论是什么疾病，都是有诊断标准的，要判断是不是某种疾病，必须根据其诊断标准来确定，高脂血症也是一样。高脂血症是由于机体脂肪代谢或运转异常，使血浆中一种或几种脂质高于正常的临床综合征。由于逐渐认识到血浆中高密度脂蛋白降低也是一种血脂代谢紊乱，因而血脂异常这一称呼能更为全面、准确地反映血脂代谢紊乱状态，不过人们习惯上仍称之为高脂血症。

血脂异常的诊断常用《中国成人血脂异常防治指南》关于我国血脂合适水平及异常的分层标准（表1）。

表 1　血脂异常诊断及分层标准（mmol/L）

分层	总胆固醇	低密度脂蛋白胆固醇	高密度脂蛋白胆固醇	甘油三酯
理想水平	–	<2.6	–	–
合适水平	<5.2	<3.4	–	<1.7
边缘水平	≥ 5.2 且 <6.2	≥ 3.4 且 <4.1	–	≥ 1.7 且 <2.3
升高	≥ 6.2	≥ 4.1	–	≥ 2.3
降低	–	–	<1.0	–

36 高脂血症是如何分类的？

咨询：我今年46岁，平时喜欢饮酒，身体较胖，前段时间体检时发现胆固醇明显增高，后来确诊为高胆固醇血症，我知道高脂血症有高胆固醇血症、高甘油三酯血症等多种名称，也有很多分类方法，想了解一下：**高脂血症是如何分类的？**

解答：有关高脂血症的常用分类方法包括病因分类、表型分类以及临床分类3种，其中临床分类较为实用。

（1）病因分类：按高脂血症发生的原因可分为原发性高脂血症和继发性高脂血症两种。原发性高脂血症是指非其他疾病引起，可能由于遗传缺陷或者后天饮食习惯、生活方式以及其他自然环境因素所致的高脂血症；继发性高脂血症则是指由于全身系统性疾病所引起的血脂异常。

（2）表型分类：世界卫生组织以临床检验表现形式为基础，将高脂蛋白血症分为5种证型，其中第Ⅱ型又分为2个亚型。

（3）临床分类：将高脂血症分为高胆固醇血症、高甘油三酯血症、混合型高脂血症以及低高密度脂蛋白胆固醇血症4种类型。

37 哪些人应做血脂检查？检查血脂应注意什么？

咨询： 我父亲患有高脂血症，前段时间因脑出血去世了，我也有高脂血症，正在口服辛伐他汀治疗，我担心儿子也会患高脂血症。另外我从网上看到有一些特定人群，应做血脂检查，同时检查血脂还有注意点，请问：**哪些人应做血脂检查？检查血脂应注意什么？**

解答： 高脂血症有一定遗传因素，您父亲和您都患有高脂血症，您担心儿子也会患高脂血症是有一定道理的。血脂检查是确诊高脂血症的唯一标准，所以您儿子应注意定期检查血脂。

通常认为有下列几种情况的特定人群应及时做血脂检查。①有脑血管疾病、动脉粥样硬化或冠心病的患者；②有动脉粥样硬化或冠心病家族史者，尤其是直系亲属中有早发病或早病死者；③有高血压病、糖尿病、肥胖症或吸烟者；④有家族性高脂血症者；⑤有黄色瘤以及视力减退者。此外，40 岁以上的男性和绝经期后的女性也可以考虑作为接受血脂检查的对象。

因为血脂水平易受许多因素的影响，饮食和代谢的特点又可出现昼夜变化，为了使检测的结果能准确地反映机体的真实情况，在到医院检查血脂时务必注意以下几点。①应于空腹 12 小时以后，晨间抽取静脉血为标准，非空腹标本可使血脂尤其是甘油三酯含量增高；②抽血前应维持既往规则饮食至少 2 周，并保持体重恒定，若抽血前大鱼大肉地吃喝或有意素食3天以上，则所测得的结果并不代表平时的基础水平；③应在生理和病理比较稳定的情况下抽血，4~6周内应无急性病发作。急性感染、发热、急性心肌梗死、妇女月经期和妊娠、应激状态、创伤以及服用某些药物等，均可影响血脂的检测结果，应尽量避免在有上述情况时检查血脂。

38 为什么要空腹抽血化验血脂？

咨询：我今年57岁，患高脂血症已有一段时间，每次到医院检查血脂，检查人员都会问吃饭了没有，同时医生也都会交代高脂血症患者应定期检查血脂。检查血脂一定要空腹吗？难道吃饭会影响检查血脂？我不太明白：为什么要空腹抽血化验血脂？

解答：这里首先告诉您，吃饭确实会影响检查血脂。大家都知道检查血脂要抽空腹血，在抽血化验血脂前检查人员通常也会问您吃东西了没有？这并不是中国人相互见面时的习惯性问候，而是决定着您能否抽血化验血脂。

通常情况下，化验血脂要求抽空腹血。空腹血是指禁食12~14小时后所抽的静脉血，因此抽血化验血脂的前一天晚上8点后除了可以喝少量白开水外，不能吃其他任何东西，于次日早上8点到10点抽血化验血脂。影响血脂化验结果的因素较多，其中影响最大的是食物。进食后特别是吃了丰盛的一餐后，食物中的脂肪在小肠中进行消化与吸收，然后进入血液，血中的脂质和脂蛋白含量就会发生变化，特别是甘油三酯浓度明显增加，因此用这种血液测得的各项结果不能反映机体的真实情况。

有人曾专门研究了进食对血脂浓度的影响，发现餐后2小时、4小时、6小时的血甘油三酯明显增加，而高密度脂蛋白轻微降低，餐后血甘油三酯水平较空腹时可高出数倍甚至数十倍。并且发现进食后的一段时间内，甘油三酯浓度呈现逐渐增加，达到高峰后又逐渐回落的趋势，直到进餐6~8小时后，才达到最后稳定的血脂水平，因此只有抽空腹血化验的血脂才能反映稳定的血脂水平。另外，餐后血脂水平还受到食物种类和数量的影响。比如吃了脂肪含量丰富的食物后，甘油三酯明显升高，而吃些蔬菜为主的食物后，甘油三酯升高值相对较小。因此，空腹抽血可避免不同食物对血脂的影响。

目前血脂各项检验的参考范围，均是以空腹抽血所得的数值为准，餐后抽血化验的血脂结果将无法与空腹抽血所测得的参考范围进行比较。此外，抽血化验血脂前应尽量保持原来的饮食习惯，避免大吃大喝或有意素食；应在生理情况比较稳定的前提下抽血，最好在抽血之前1个月内没有严重的急性感染、急性高热等情况。

39 怎样分析血脂的检查结果？

咨询： 我前段时间体检时发现胆固醇偏高，后来确诊为高脂血症，医生交代要"管住嘴、迈开腿"，定期检查血脂、血糖等。我看到血脂检查结果中包括总胆固醇、甘油三酯、高密度脂蛋白胆固醇等。请问：**怎样分析血脂的检查结果？**

解答： 目前临床上检查血脂常用的化验项目主要包括总胆固醇、甘油三酯、高密度脂蛋白胆固醇、低密度脂蛋白胆固醇、载脂蛋白 A、载脂蛋白 B 等，各医院由于检验条件的不同，以上项目不一定都能检查。下面从血脂检查常用的符号、血脂检查的正常数值以及血脂检查结果的意义三个方面予以简要介绍。

（1）血脂检查常用的缩写：在看化验单时最常遇到的问题是看不懂上面写的一些英文缩写，在此介绍一些。①TC：代表总胆固醇，也有用 T-CHO 代表总胆固醇的；②TG：代表甘油三酯；③HDL-C：代表高密度脂蛋白胆固醇；④LDL-C：代表低密度脂蛋白胆固醇；⑤apoA-1：代表载脂蛋白 A-1；⑥apo-B：代表载脂蛋白 B。

（2）血脂检查的正常数值：看化验单时遇到的另一个问题就是这些指标的正常数值应该是多少，现将血脂检查的正常数值予以介绍，需要说明的是各医疗单位由于使用的方法、实验条件等的差异，各项指标的正常值可能不完全相同，一般情况下都在化验单上标有正常参考值，可对比测定的各项指标是否超过了正常范围。

当发现血脂化验单上的以上数值超出正常范围时，首先应该检查血样是不是在空腹状态下采取的。一般要求患者在采血前一天晚上10时开始禁食，于次日早上9时至10时采取静脉血。其次还应注意受试者的饮酒情况，因为饮酒能明显升高血浆中富含甘油三酯脂蛋白及高密度脂蛋白的浓度。再次在分析结果时，应考虑到脂质和脂蛋白水平本身有较大的生物学波动，其中部分是由于季节变化、月经周期及伴发疾病等原因所导致的。最后就要从临床角度寻找原因了。

（3）血脂检查结果的意义：①总胆固醇：增高见于胆道梗阻、肾病综合征、慢性肾小球肾炎、淀粉样变性、动脉粥样硬化、高血压病、糖尿病、甲状腺功能减退、病毒性肝炎、门静脉性肝硬化、某些慢性胰腺炎、自发性高胆固醇血症、家族性高胆固醇血症、家族性α-脂蛋白血症、老年性白内障及牛皮癣等，减少则见于严重贫血、急性感染、甲状腺功能亢进、脂肪痢、肺结核、先天性血清β脂蛋白缺乏及营养不良；②甘油三酯：增高见于高脂血症、动脉粥样硬化、冠心病、糖尿病、肾病综合征、胆道梗阻、甲状腺功能减退、急性胰腺炎、糖原累积症、原发性甘油三酯增多症；③高密度脂蛋白胆固醇：降低提示易患冠心病；④低密度脂蛋白胆固醇：增高提示易患动脉粥样硬化所导致的冠心病、脑血管病；⑤载脂蛋白A-1及载脂蛋白B：可用于对心脑血管疾病的风险评估，高密度脂蛋白载脂蛋白A-1下降和载脂蛋白B增高在心脑血管疾病最为明显，还见于高脂蛋白血症和其他异常脂蛋白血症。

40 高脂血症的治疗原则是什么？

咨询： 我今年40岁，近段时间总感觉头晕头沉、身体困乏，前几天到医院就诊，经检查确诊为高脂血症。我知道应采取措施对高脂血症进行治疗，听说治疗高脂血症是有其原则的，想进一步了解一下，麻烦您告诉我：<u>高脂血症的治疗原则是什么？</u>

解答： 高脂血症是由于机体脂肪代谢或运转异常，使血浆中一种或几种脂质高于正常的临床综合征，可表现为高胆固醇血症、高甘油三酯血症或两者兼有（混合型高脂血症）。高脂血症是心脑血管疾病的危险信号，冠心病、高血压病、脑卒中都与之密切相关，因此，积极治疗高脂血症是毋庸置疑的。

高脂血症的治疗原则上是以饮食控制为主，药物治疗为辅，加强运动锻炼不可缺少。临床实践和调查证实，经饮食控制治疗后，血脂保持正常范围且不服降脂药物控制的患者，与没有高脂血症的患者冠心病发病率没有很大差别。饮食治疗是高脂血症治疗的首选，运动锻炼是不可缺少的调养手段，在采取药物治疗之前，应制订3~6个月的饮食控制方案并严格执行，根据饮食控制后的血脂水平决定是否需要进行药物治疗，以及选择何种药物。一般情况下，只有胆固醇明显升高时，才直接选择药物治疗。

高脂血症经过3~6个月严格控制饮食以及加强运动锻炼后，

如果血脂水平仍明显升高而未能达到控制的目的，尤其是中老年人和存在其他危险因素者，如糖尿病、高血压病和有心血管疾病家族史等，必须接受药物治疗。由于高脂血症患者的具体情况不同，存在着个体差异，所用药物并不一样，因此药物的选择应由专科医生综合分析病情后而定。

41 高脂血症应何时开始药物治疗？

咨询： 我平时并没有什么不舒服，前天单位安排体检，发现胆固醇明显增高，后来确诊为高脂血症。我以为只要是高脂血症就应用药物治疗，可医生说要根据个体情况决定是否启动药物调脂治疗。我想知道：<u>高脂血症应何时开始药物治疗？</u>

解答： 高脂血症与冠心病和其他动脉粥样硬化的患病率和死亡率密切相关，应坚持长期综合治疗，强调以饮食控制、运动锻炼为基础，在此基础上根据病情、危险因素、血脂水平决定是否或何时开始药物治疗，对继发性高脂血症应积极治疗原发病。

目前在治疗中，强调对个人生活方式及行为危险因素（如不合理膳食、吸烟等）进行全面化个体干预及改善，同时根据心血管病危险评估，决定是否开始药物治疗。心血管病危险评估在低、中危的初诊患者，可以非药物干预3~6个月，干预方式包括合理膳食、适量运动、戒烟限酒等，再次测定血脂不达标（低密度脂蛋白胆固醇≥3.5mmol/L）时则开始进行药物治疗；而高危和极高危患者，应同时接受药物治疗和非药物干预。药物治疗的目标值也根据心血管病危险分层设定。

需要说明的是，治疗高脂血症的药物多种多样，所用药物应由专科医生综合分析病情后而定，并且有些血脂药物会有一些不良反应，服药前应详细阅读说明书，并在医生的指导下用药，不可自行随意更改药物和剂量。服药一般需要长期坚持，才能稳定调节血脂的疗效，防治冠心病、脑卒中等心脑血管并发症。

42 服用降血脂药物能带来哪些好处？

咨询：我并没有不舒服的感觉，前段时间单位安排体检，发现胆固醇明显升高，后来确诊为高脂血症。自从患病后，我特别关注有关高脂血症方面的知识，昨天从报纸上看到高脂血症患者服用降脂药物能带来许多好处，请问：服用降血脂药物能带来哪些好处？

解答：血脂水平过高的人，除了控制饮食、加强运动锻炼等非药物治疗以外，大多数还需要服用降血脂药物，这是因为降血脂药物治疗能带来许多好处。把服用降血脂药物的好处归纳起来，主要有以下几个方面。

（1）预防冠心病：对于没有冠心病而血脂又高的人，服用降血脂药物可以降低发生冠心病的危险。

（2）治疗冠心病：降血脂药物在治疗冠心病方面起到了非常重大的作用。服用降血脂药物可以减少冠心病的急性发作，还可以使许多患者避免接受冠脉搭桥手术、扩张冠状动脉血管及安装支架，并能防止血管再次狭窄，从而挽救更多患者的生命。

（3）对脑血管及其他血管的影响：中风也是我国的常见病，服用降血脂药物可以降低中风的发生率。降血脂药物还可以延缓其他部位动脉粥样硬化的发生和发展。另外，他汀类降脂药物可改善骨质疏松病人的病情，这方面的治疗作用也正在受到重视。

总之，服用降血脂药物能带来许多好处。同时需要强调一点，在服用降血脂药物的时候，仍应坚持饮食治疗、限制胆固醇的摄入，增加体力活动和运动锻炼，以达到最好的效果。

43 治疗高脂血症的西药有哪几类？

咨询： 我今年46岁，患高脂血症已有很长一段时间，服用的降血脂药物是辛伐他汀。我朋友刘某也患有高脂血症，他用的降血脂药物是非诺贝特，听说具有降血脂作用的西药有很多，可归纳为不同的种类，我想知道：治疗高脂血症的西药有哪几类？

解答： 这里可以告诉您，尽管具有降血脂作用、用于治疗高脂血症的西药有很多，但总可归为羟甲基戊二酸单酰辅酶A

（HMG-CoA）还原酶抑制药（他汀类）、氯贝丁酯类和苯氧乙酸类或称纤维酸类（贝特类）、胆酸螯合树脂类（胆酸隔置剂）、烟酸及其衍生物、鱼油制剂 ω-3 脂肪酸及其他类。

（1）羟甲基戊二酸单酰辅酶 A（HMG-CoA）还原酶抑制药：羟甲基戊二酸单酰辅酶 A 还原酶抑制药又称为他汀类，这类药物降低血清总胆固醇和低密度脂蛋白胆固醇的作用较为明显，同时也降低甘油三酯和升高高密度脂蛋白胆固醇，因此主要适用于高胆固醇血症，对轻、中度高甘油三酯血症也有一定疗效，常用药物有洛伐他汀、辛伐他汀、氟伐他汀、普伐他汀、阿托伐他汀等。

（2）氯贝丁酯类和苯氧乙酸类或称纤维酸类：氯贝丁酯类和苯氧乙酸类或称纤维酸类，也称之为贝特类，此类药物能有效降低血浆中甘油三酯水平，主要适用于高甘油三酯血症或以甘油三酯升高为主的混合型高脂血症，常用药物有环丙贝特、苯扎贝特、吉非贝特、非诺贝特等。

（3）胆酸螯合树脂类：胆酸螯合树脂类又称胆酸隔置剂，仅适用于单纯高胆固醇血症，对任何类型的高甘油三酯血症无效，对混合型高脂血症须合用其他类型调节血脂药，主要药物有考来烯胺和考来替泊。

（4）烟酸及其衍生物：烟酸属 B 族维生素，其用量超过作为维生素作用的剂量时，有明显的调脂作用，该类药可降低总胆固醇、甘油三酯、低密度脂蛋白胆固醇，同时还可升高高密度脂蛋白胆固醇。用于调节血脂的烟酸衍生物主要有阿昔莫司，适用于血甘油三酯明显升高、高密度脂蛋白胆固醇水平明显低者。

（5）鱼油制剂 ω-3 脂肪酸：鱼油制剂 ω-3 脂肪酸主要有

二十碳五烯酸和二十二碳六烯酸，可能通过抑制肝脏合成极低密度脂蛋白起作用，有轻度降低甘油三酯和升高高密度脂蛋白胆固醇作用，主要适用于轻度的高甘油三酯血症，对高胆固醇和低密度脂蛋白胆固醇无影响。

（6）其他类：除上述调节血脂的药物外，还有弹性酶、普罗布考、泛硫乙胺以及血脂康等中药制剂等也具有一定的调节血脂效果。

44 怎样恰当选择调节血脂的药物？

咨询： 我近段时间总感觉头晕头沉、身体困乏，经检查血脂、血糖、头颅CT等，确诊为高脂血症。医生让我改变不良的生活方式并服用降血脂药物洛伐他汀治疗，听说治疗高脂血症的药物有很多，我想了解一些这方面的知识。请问：**怎样恰当选择调节血脂的药物？**

解答： 高脂血症患者经过严格的控制饮食以及加强运动锻炼后，如果血脂水平仍明显升高而未能达到控制的目的，尤其是中老年人和存在其他危险因素者，如糖尿病、高血压和有心脑血管疾病家族史等，必须接受药物治疗，此时准确、合理地选择治疗用药就成为关键所在。那么应该怎样恰当选择调节血脂的药物呢？

由于高脂血症患者的具体情况不同，存在着个体差异，所用药物并不一样，因此药物的选择应由专科医生综合分析病情后而定，通常可按血脂异常的简易分型选药。如以总胆固醇、低密度脂蛋白胆固醇增高为主者，可选用羟甲基戊二酸单酰辅酶 A 还原酶抑制药或烟酸，但糖尿病患者一般不宜用烟酸；如以甘油三酯增高为主者，则可选用氯贝丁酯类，也可选用烟酸、阿昔莫司等药物。混合型高脂血症如以总胆固醇和低密度脂蛋白胆固醇增高为主，可选用羟甲基戊二酸单酰辅酶 A 还原酶抑制药；如以甘油三酯增高为主，则用氯贝丁酯类；如总胆固醇、低密度脂蛋白胆固醇与甘油三酯均显著升高，可考虑联合治疗，可选择氯贝丁酯类加胆酸螯合树脂类，或烟酸加胆酸螯合树脂类。谨慎采用羟甲基戊二酸单酰辅酶 A 还原酶抑制药加氯贝丁酯类或加烟酸的联合用药，应注意毒性不良反应增强和可能出现严重的毒性反应如横纹肌溶解症。

45 他汀类药物降血脂有哪些特点？

咨询： 我今年 47 岁，患有高脂血症，服用的降血脂药是洛伐他汀，我的邻居李师傅也患有高脂血症，服用的降血脂药是辛伐他汀。我听说他汀类降血脂药物有很多种，其降血脂作用独具特点，是临床首选的降血脂药，请问：他汀类药物降血脂有哪些特点？

解答： 的确，他汀类药物的降血脂作用独具特点，是临床中首选的降血脂药。他汀类药物对血脂最主要的影响是降低低密度脂蛋白胆固醇（"坏胆固醇"），这种作用强于其他任何一种降脂药物，除此之外，他汀类药物还具有升高高密度脂蛋白胆固醇（"好胆固醇"）和降低甘油三酯的作用，所以不仅用于治疗高胆固醇血症，轻至中度甘油三酯升高的患者也可使用。

通常情况下，服用他汀类药物 4~6 个星期以后，低密度脂蛋白胆固醇就可以稳定下降，所以患者在服药 1 个月之后，应复查血脂，在医生的指导下，根据病情的需要再调整剂量，以便使血脂长期维持在理想的水平。

46 使用他汀类药物降血脂应注意什么？

咨询： 我患高脂血症已有一段时间，正在服用洛伐他汀治疗，我知道治疗高脂血症应当改变不良的生活方式，管住嘴、迈开腿，也清楚坚持服用降血脂药物的重要。为了保证用药的安全有效，避免不良反应发生，我想了解一下：使用他汀类药物降血脂应注意什么？

解答： 您的想法是正确的，服用降血脂药物，就应该知道其注意事项。为了保证使用他汀类药物安全有效，避免不良反应发生，在服用他汀类降血脂药物时，有一些需要注意的地方，其中有些是普遍性的，如先看药物说明书、注意药物的生产日期和保质期以及妥善保存药物等。更为重要的是，服用他汀类药物还有一些特殊的注意事项，必须引起重视。

（1）了解患病情况：要了解是否合并有肝肾功能不全、甲状腺功能减退等其他疾病；是否合用其他药物，如贝特类降脂药、烟酸、环孢霉素、抗真菌药、红霉素和克拉霉素、维拉帕米、胺典酮等药物；是否酗酒、大量饮用柚子汁；是否刚做了大手术；是否有药物说明书上所列禁忌证；患者应将上述情况告诉了医生。有这些情况并非就绝对不能服用他汀类药，但有增加发生副作用的危险，应请医生根据病情选用。

（2）注意服药时间：他汀类药物宜晚上服用，这样可以获得最好的降脂效果。有研究者比较了不同时间服药的疗效，观察到服用相同剂量的他汀类药物，晚上服用所导致的胆固醇降低幅度较白天服药大。这是因为人体合成胆固醇在夜间最活跃，而他汀类主要是通过限制胆固醇的合成起作用的，因此晚上服用效果最好。

（3）副作用的监测：要重视他汀类药物副作用的监测，在开始服用他汀类药物降脂前，需要抽血检查肝功能，观察转氨酶和肌酸激酶是否异常，了解基础值，并保管好化验单。服药的患者要注意自身的一些反应，有没有出现肌肉疼痛、不适、乏力等，有没有出现棕褐色小便，一旦有这些情况，提示有发生肌病的可能，应当引起重视，立即就诊，抽血化验肌酸激酶等，再与上次的化验数值进行对比，决定如何处理。

（4）查血脂调剂量：定期复查血脂以了解服药后血脂的变化情况，根据病情的需要及时调整用药剂量也是应当注意的。通常在服药 6 周左右，血脂会平稳下降，因此服药 1 月后，可复查血脂，了解血脂是否达标。若已经达标，可按原剂量继续服用，若尚未达标，则常需调整剂量，或考虑使用其他降脂药物。当然，调整药物剂量应在医生的指导下进行，因为盲目增大剂量，其降脂效果并不一定明显提高，反而会增加副作用。

47 降血脂药物疗效的判断标准是什么？

咨询： 我今年 59 岁，近段时间总感觉头晕头沉，经检查血脂、血糖、头颅 CT 等，确诊为高脂血症。医生让我改变不良的生活方式，管住嘴、迈开腿，同时服用降血脂药物。听说降血脂药物有一定的疗效判断标准，请问：**降血脂药物疗效的判断标准是什么？**

解答： 这里首先告诉您，降血脂药物确实有一定的疗效判断标准。目前临床上应用的降脂方法和降脂药物有很多，这为广大医生和患者提供了战胜疾病的多种手段，另一方面也要求根据以下几个方面判断降脂的疗效，以便选择和调整降脂药物的治疗方案。

（1）对血脂的调节作用：在改善生活方式和服用降脂药物治疗后，应定期检测血脂水平，并进行比较，以了解是否达标及降脂药物的降脂效果。临床中应根据血脂异常的不同类型恰当选用药物，方能取得满意的治疗效果。

（2）对整体心血管病危险的降低作用：降脂药物治疗的目的不仅在于降低血脂，更重要的是通过降脂使冠心病发生和急性发作的危险性降低，因此在评价降脂药物疗效时更需要注意这一方面的效果。目前临床常用的他汀类降脂药具有确切的预防治疗冠心病的作用。

（3）安全性：在注重疗效的同时，还要注意药物的安全性，要了解和掌握降脂药物治疗可能产生的副作用。降脂药物治疗无疑应选用疗效肯定、副作用少的药物，尽可能避免不良反应的发生。

（4）患者的依从性：在评价降脂药物的疗效时，很重要的一点就是患者坚持治疗的情况。很多患者降脂效果不理想的原因是因为没有坚持服药治疗。其实只要我们充分重视降脂治疗的重要意义，服用降脂药物还是很方便的。比如他汀类药物可以 1 天只服 1 次，一点也不麻烦，大多数患者都乐于接受，能够长期坚持治疗，效果自然也会很好。

48 长期服用降血脂药物安全吗？

咨询：我今年 50 岁，前些天查出患有高脂血症，正在服用降血脂药物洛伐他汀。我的想法是一旦血脂恢复正常就停止服用降血脂药物，但是听说降血脂药物需要长期服用，我实在担心长期服用会有不良反应、不安全，麻烦您给我讲一讲：长期服用降血脂药物安全吗？

解答：近年来，血脂异常与动脉粥样硬化、冠心病、脑卒中等的密切关系逐渐受到重视，因而服用降血脂药物治疗高脂血症已成为人们的热门话题。已有科学研究表明，在纠正不良饮食习惯、加强运动锻炼、戒除吸烟饮酒的基础上，血脂水平仍未能达到理想状态时，提倡长期甚至终身服用降血脂药物。

俗话说"是药三分毒"，药物的安全性十分重要，有不少人提出降血脂药物有副作用，可能会给身体带来伤害，不安全，因此大家对长期服用降血脂药物顾虑重重，有相当一部分高脂血症患者在服药过程中像您一样有如此疑问。医学专家对数以万计的患者进行了服药超过5年以上的观察，发现降血脂药物能够明显降低冠心病和心肌梗死的发生，并延长了患者的寿命，降血脂药物的卓越疗效已得到充分肯定。同时医生也注意到个别患者服药过程中的转氨酶升高和肾功能异常，但在减少服用剂量或停药后绝大多数可恢复正常，值得注意的是有极少数患者发生了肌痛和肌无力，提示降血脂药物可以引起肌肉溶解、发生横纹肌溶解症之严重不良反应。另外，他汀类降血脂药物、贝特类降血脂药物、胆酸螯合剂类降血脂药物等不同类的降血脂药物以及不同品种的降血脂药物还有各不相同的不良反应和副作用，这些都是长期服用降血脂药物应该特别注意的，但总体来说，长期服用降血脂药物还是安全的。

降血脂药物是当今临床应用较多的药物品种，降血脂药物尤其是他汀类中有三种药物（阿托伐他汀、辛伐他汀、普伐他汀）已进入全球销量的十大处方药物行列。长期服用降血脂药物（主要指他汀类和贝特类药物）可以说是安全的。当然我们对降血脂药物的不良反应和副作用也不可掉以轻心，要做好药物不良反应的监测工作，做到合理使用降血脂药物，保证用药的安全有效。

49 预防高脂血症的具体措施有哪些？

咨询： 我父亲患有高脂血症，前些天因急性心肌梗死去世了，我母亲也患有高脂血症、冠心病，现在是吃药如吃饭。我今年39岁，很担心也会患高脂血症，进而患上冠心病、脑梗死等心脑血管病，准备采取一些预防措施。请问：预防高脂血症的具体措施有哪些？

解答： 您的想法是完全正确的，高脂血症重在预防，同时预防治疗高脂血症是防治冠心病、脑梗死等心脑血管病的重要手段。

高脂血症的预防策略，不仅是要针对高危人群（如有明显高脂血症家族史及体质偏胖者），更应该针对整个社会人群进行早期预防，对社会全体人群进行卫生保健知识宣传教育。如果从少年儿童时期就培养有益健康的饮食习惯、运动习惯和生活习惯，注意减肥，及早控制高脂血症发病的各种危险因素，就可以逐步实现高脂血症人群预防的目标，如此不仅能降低高脂血症的发病率，并且可以使更多人的血脂保持在正常或理想水平。对于已经发生高脂血症者，正确对待、积极治疗，是预防动脉粥样硬化、糖尿病、脑卒中、冠心病等并发症的根本措施，也是高脂血症预防工作的一个重要方面。要预防高脂血症，应采取以下措施。

（1）合理安排生活：合理安排日常生活和工作，注意劳逸结合，避免精神紧张和情绪激动，积极参加体育锻炼，是预防高脂血症的重要手段，也是治疗高脂血症的有效方法。"生命在于运动"，坚持适量规律性的运动锻炼，可避免肥胖，对预防高脂血症有肯定的作用。当然，运动要持之以恒，方能取得成效。

（2）注意饮食调节：由于高脂血症与脂肪摄入量较多、能量入多出少有关，所以，注意饮食调节，以低脂肪、低胆固醇饮食为主，适当多吃蔬菜、水果及豆制品，控制能量的摄入量，可预防高脂血症的发生。烟、酒对于人体是一种不良刺激，可引起人体自身调节功能失常，对血脂的调节造成不良影响，所以戒除烟酒也是预防高脂血症的重要措施之一。

（3）重视科学减肥：肥胖已被证明是血脂升高的重要因素，控制及减轻体重、科学减肥，也是有效预防高脂血症的重要手段之一。肥胖不是单纯的营养问题，除遗传因素外，还取决于机体摄入热能和消耗能量的平衡。因此，防止肥胖至少要从防止摄入过多的热能和加强运动两方面入手，单纯使用减肥药是不恰当的。

（4）做到既病防变：未病先防是最理想的积极措施，但如果疾病已经发生，则应争取早期诊断、早期治疗，以防止疾病的发展与传变，做到既病防变。积极治疗高脂血症以预防动脉粥样硬化、冠心病、糖尿病、脑卒中等并发症的发生，也是高脂血症预防工作的一个重要方面。

50 高脂血症认识上常见的误区有哪些?

咨询: 我患有高脂血症,知道高脂血症是一种危害人们健康和生活质量的常见病、多发病,也清楚防治高脂血症的重要性。听说人们对高脂血症的认识有一些是不恰当的,甚至可以说是误区,请您给我介绍一下: 高脂血症认识上常见的误区有哪些?

解答: 正像您所听说的那样,在高脂血症的防治过程中,确实有不少人对高脂血症有一些误解,在认识上存在着误区,而影响了正确的预防、治疗和调养。下面是常见的几种误区,生活中应注意纠正。

(1)只要是调血脂药就能服:有相当一部分高脂血症患者随便购买调血脂药服用,殊不知高脂血症有高胆固醇血症、高甘油三酯血症、混合型高脂血症以及低高密度脂蛋白胆固醇血症等类型存在,同时调脂药的作用机制和使用范围也是各不一样的,要根据患者的不同情况在医生的指导下选择调脂药物,不加分析地乱用调脂药不但达不到应有的治疗效果,也易引发不良反应,甚至耽误治疗。

(2)血脂达标后就可以停药:通常的看法是,高脂血症患者经积极的治疗,在血脂达标后,就应该停服调节血脂的药物,没必要坚持和巩固服药,不过现实情况下停药后常常血脂反弹,影响治疗效果。血脂达标后停药是不可取的，正确的做法是初期治疗血脂达标后，还应在医生的指导下用维持量继续巩固治疗一段时间，以达到巩固疗效、防止反弹的目的。

（3）调血脂药有很大副作用：调血脂药有不同程度的副作用这是事实，不过大多数人对调脂药的耐受性都很好，只有少数人会出现转氨酶升高、肌肉疼痛和关节疼痛、皮疹等，这类患者需要在医生的指导下换药治疗。只要服药初始的几天没有出现不良反应，就可以继续服用，不必过分担心副作用的问题，注意观察临床症状、体征和定期检查就行了。

（4）饮食调养没必要太认真：有些人认为药物才是治疗高脂血症的首选方法，饮食调养是次要的，没必要太认真，其实这种观点是错误的。饮食不当，过食高脂肪、高胆固醇、高热量饮食，不仅是引发高脂血症的重要原因，也不利于高脂血症的治疗和康复，如若只重视药物的作用而忽视饮食调养，药物治疗不与饮食调养相配合，很难达到调整血脂的目的。

（5）服药时不需要运动锻炼：尽管药物治疗高脂血症的疗效是肯定的，但直至目前，还没有哪种药物或方法一用就能彻底治愈高脂血症，医生与患者共同参与、互相配合，药物治疗与饮食调养、运动锻炼多管齐下，采取综合性的治疗措施，是提高高脂血症治疗效果的重要途径。那种只要坚持药物治疗就能治愈高脂血症，不需要运动锻炼的观点是错误的。

第二章
中医治疗高脂血症

　　提起中医，大家会想到阴阳、五行、舌苔、脉象等，认为中医知识深奥难懂，对疾病的认识与西医不同。本章采取通俗易懂的语言，讲解了中医是怎样认识高脂血症的、高脂血症的中医分型，以及中医治疗高脂血症常用的方药、方法等，以便让大家了解一些中医防治高脂血症的知识，合理选择中医治疗高脂血症的药物和方法。

01 中医是如何认识"脂"的?

咨询： 我平时并没有什么不舒服，半月前单位体检时，发现总胆固醇高于正常，之后确诊为高脂血症。我知道高脂血症是西医的病名，中医和西医有着不同的理论体系，中医虽然无血脂的概念，但对人体的"脂"早有认识，请问：中医是如何认识"脂"的？

解答： 这里首先说明一下，中医和西医确实有着不同的理论体系，中医学的理论深奥难懂，希望下面的介绍对您了解中医对"脂"的认识有所帮助。

高脂血症是现代医学的病名，中医典籍中虽没有这个病名，但并不能说我们的祖先对这一病证一无所知，事实上古代医籍中有关"脂"的论述很多。由于历史条件的限制，古代没有化验设备检测血脂，而是以辨证的方法，根据患者主诉的症状分析它的发病原因以定病名，或者择其主要的证候作为病名。根据高脂血症的临床表现和病程演变，高脂血症可归属于中医学痰浊、血瘀、膏脂等病证的范畴，并与胸痹、眩晕、中风等病证有一定的内在联系，其中以痰浊、膏脂论述者最多。

《灵枢·五癃津液别论》曰："五谷之津液和合而为膏者，内渗入于骨空，补益脑髓，而下流于阴股。"明代张景岳在《类经·疾病类》说："膏，脂膏也。精液和合为膏，以填补于骨空之中，则为脑为髓，为精为血，故上至巅顶，得以充实，下流阴股，得以交通也。"清代张志聪在注《内经》时则有"中焦之气，蒸津液化其精微……溢于外则皮肉膏肥，余于内则膏肓丰满。"《辞源》对"膏"的解释为："脂也，凝曰脂，释者曰膏。"以上所说的"膏"，是源于水谷，属津液之一，并能化入血中，是人体营养物质之一。

在《灵枢·卫气失常》中则记载有："人有肥，有膏，有肉……䐃肉坚，皮满者，肥。䐃肉不坚，皮缓者，膏。皮肉不相离者，肉……膏者其肉淖……脂者其肉坚……膏者，多气而皮纵缓，故能纵腹垂腴。肉者，身体容大。脂者，其身收小……膏者多气，多气者热，热者耐寒。肉者多血则充形，充形则平。脂者，其血清，气滑少，故不能大。此别于众人者也……众人皮肉脂膏不能相加也，血与气不能相多，故其形不小不大，各自称其身，命曰众人。"可以看出，当时将形体异于常人的分为"肥、膏、肉"三类，"肥"类人比较丰满但不臃肿，为多"脂"也；"膏"类人则肥胖且臃肿；"肉"类人是比较健壮，故身体容大而膏、脂、肉发育平衡。可见，古时所称的"脂"，是指一种充盈身体的正常营养物质，过多的"脂"则形成"膏"，外形呈"纵腹垂腴"的肥胖形体。这是古人从形体上区分"脂"与"膏脂"的描述，即脂类为人体正常的营养物质，但过多则可能影响健康的形态而臃肿肥胖如"膏"。此处所说的"膏"，是从其形而言，即柔润软陷的形态，属"脂"的过多所致。

综上论述可以看出，"脂"来源于水谷，乃人体营养物质之一，可存在于血中，与血互为化生；"脂"并不是越多越好，膏、脂、肉需保持在一定平衡状态，才能使人体形态丰满健美，若"脂"过多，则会导致如"膏"一样臃肿肥胖的不健康形态。这可看作是渊源于《黄帝内经》的中医"膏脂"学说，是认识本病的理论依据。

中医虽无血脂的概念，但对人体"脂""膏"则早已有所认识，常把膏脂并称，且由于过多的膏脂浊化而成为湿浊、痰浊，使气血运行障碍，脏腑功能失调，而成为高脂血症。

02 中医是怎样分析高脂血症的病因病机的？

咨询：我今年55岁，前些天单位体检查出患有高脂血症。我知道中医和西医有着不同的理论体系，中医学中并没有高脂血症的病名，想了解一下中医对高脂血症的认识，麻烦您给我讲一讲：中医是怎样分析高脂血症的病因病机的？

解答：正像您所说的那样，中医和西医有着不同的理论体系，中医学中并没有高脂血症的病名，但对人体"脂""膏"早有认识，常把膏脂并称。

中医认为膏脂虽为人体的营养物质，但过多则形成高脂血症。凡导致人体摄入膏脂过多，以及膏脂转输、利用、排泄失常的因素均可使血脂升高。高脂血症的发生与年龄、饮食、体质以及遗传等因素有关，与肝、脾、肾三脏关系密切，其中尤以后天之本脾与先天之本肾为要。从发病机制上看，高脂血症属正虚邪实，正虚即脏腑气血虚衰，其重点在肝脾肾，邪实主要是痰浊和瘀血。

（1）饮食失当：饮食不节，恣食肥腻及甘甜之品，过多膏脂随饮食进入机体，输布、转化不及，滞留血中，因而血脂升高。长期饮食失当或酗酒过度，损及脾胃，健运失职，致使饮食不归正化，不能化精微以营养全身，反而变生脂浊，混入血中，引起血脂升高。

（2）缺少活动：喜静少动或生性喜静，贪睡少动；或因职业工作所限，终日伏案，多坐少动，缺少活动和锻炼。人体气机失于疏畅，气郁则津液输布不利，膏脂转化利用不及，以致生多用少，沉积体内，浸淫血中，则血脂升高。

（3）情志刺激：长期情志抑郁，思虑伤脾，脾失健运，水谷不能正常化生精微；或郁怒伤肝，肝失条达，气机不畅，致使膏脂运化输布失常，久而久之，膏脂滞留于血脉之中，则引发高脂血症。

（4）年老体衰：人老则五脏六腑皆衰，以肾为主，肾主五液，肾虚则津液失其主宰；脾主运化，脾虚则饮食不归正化；肝主疏泄，肝弱则津液输布不利。以上三者皆使膏脂代谢失常，引起血脂升高。

（5）禀赋差异：先天禀赋不同，父母肥胖，自幼多脂，成年以后，形体更加丰腴，而阳气常多不足，津液膏脂输化迟缓，血中膏脂过多；或素体肝肾阴虚，内热中生，脂化为膏，溶入血中，致使血脂升高。

（6）他病影响：消渴、水肿、胁痛、黄疸、癥积等疾病的影响也是引发高脂血症的重要因素。消渴的基本病机属阴虚燥热，由于虚火内扰，胃热消谷，患者常多饮多食，但饮食精微不能变脂而贮藏，人体之脂反尽溶为膏，混入血中，导致血脂升高；水肿日久，损及脾胃，肾虚不能主液，脾虚失于健运，以致膏脂代谢失常出现血脂升高；胁痛、黄疸、癥积之病，皆可致使肝之疏泄失常，胆不能净浊化脂，而引起血脂升高。

03 中医通常将高脂血症分为几种证型？

咨询：我患高脂血症已有一段时间，服用的降血脂药物是辛伐他汀，虽然血脂控制的还不错，但仍然感觉头晕头沉，听说中医辨证分型治疗高脂血症不仅能降低血脂，还可改善症状，我想了解一些这方面的知识，请问：<u>中医通常将高脂血症分为几种证型？</u>

解答：您问的这个问题有很多高脂血症患者都已问过，中医的特色就是整体观念和辨证论治，中医治疗高脂血症是根据不同患者的不同病情，也就是不同的分型来辨证治疗的。

由于高脂血症患者的年龄、体质以及发病的原因不同，其临床表现也不尽一致，根据血脂的变化及临床表现，中医通常将高脂血症分为痰浊阻滞型、脾虚湿盛型、气滞血瘀型、肝肾阴虚型、脾肾阳虚型以及单纯型 6 种基本证型，下面是其临床表现。

（1）痰浊阻滞型：血脂异常，形体肥胖，身困乏力，嗜食肥甘厚味，头晕头痛，胸闷脘痞，纳呆腹胀，恶心欲吐，咳嗽有痰，舌质淡，苔厚腻，脉弦滑。

（2）脾虚湿盛型：血脂异常，形体肥胖，身困乏力，肢软无力，头昏、头重如裹，食欲不振，脘闷腹胀，便溏，恶心，舌质淡，舌体胖大有齿痕，舌苔白腻，脉弦细或濡缓。

（3）气滞血瘀型：血脂异常，胸闷憋气，胸痛痛处固定不移，两胁胀满不适，头晕头痛，心悸气短，舌质暗或紫暗、有瘀点瘀斑，苔薄少，脉弦或涩。

（4）肝肾阴虚型：血脂异常，形体偏瘦，体倦乏力，腰酸腿软，头晕耳鸣，少寐多梦，健忘心悸，遗精盗汗，目涩口干；或见咽喉干燥，颧红潮热，五心烦热，舌质红少津，苔薄少，脉细数或沉细而数。

（5）脾肾阳虚型：血脂异常，体倦、乏力，精神萎靡，腰膝酸软，头晕眼花，形寒肢冷，面色㿠白，腹胀纳呆，尿少水肿，大便溏薄，女子月经不调，舌质淡，苔薄白，脉沉细或迟。

（6）单纯型：单纯型高脂血症在临床中相当常见，多发于体型偏胖者，此类患者平素并无明显不适之感觉，仅在检查血液时发现血脂异常。

04 中医治疗高脂血症有哪些优势？

咨询：我今年51岁，体型较胖，平时并没有什么不舒服的感觉，前天单位体检时查出患有高脂血症。我想采取中医的方法治疗，听说中医治疗高脂血症是有其优势的，我想进一步了解一下：中医治疗高脂血症有哪些优势？

解答：的确像您听说的那样，中医治疗高脂血症是有其优势的。中医注重疾病的整体调治、非药物治疗和日常保健，有丰富多彩的治疗调养手段，中医在调治高脂血症方面较西医的单纯应用降脂药物治疗有明显的优势，采用中医方法治疗调养高脂血症以其稳定可靠的疗效和较少的不良反应深受广大患者的欢迎。

（1）强调整体观念和辨证论治：中医认为人是一个有机的整体，疾病的发生是机体正气与病邪相互作用、失去平衡的结果，高脂血症的出现更是如此。引发高脂血症的原因是复杂多样的，既有遗传因素、年龄因素、饮食因素，也有缺乏运动以及体质肥胖的影响等，其中饮食因素、缺乏运动锻炼以及体质肥胖占重要的地位。中医治疗高脂血症在重视整体观的前提下辨证论治。辨证论治是中医的精华所在，同样是高脂血症，由于发病时间、地区以及患者机体的反应性不同，或处于不同的发展阶段，所表现的证不同，因而治法也不一样，所谓"证同治亦同，证异治亦异"。切之临床，高脂血症有痰浊阻滞型、脾虚湿盛型、气滞血瘀型、肝肾阴虚型、脾肾阳虚型以及单纯型等不同证型存在，辨证论治使治疗用药更具针对性，有助于提高临床疗效。

（2）具有丰富多彩的调治手段：中医有丰富多彩的治疗调养手段，除药物治疗外，还有针灸、按摩以及饮食调理、运动锻炼、起居调摄等调治方法，在重视药物治疗的同时，采取综合性的措施，配合以针灸、按摩以及饮食调理、运动锻炼、起居调摄等调治方法进行调治，以发挥综合治疗的优势，达到降低血脂、消除症状、长期巩固、预防并发症的目的。

（3）具有独具特色的食疗药膳：高脂血症的发生与饮食失调密切相关，调整饮食结构是治疗高脂血症的基础措施。根据

"药食同源"之理论选用饮食药膳调治疾病是中医的一大特色，也是中医调治高脂血症的优势所在。很多食物，诸如芹菜、洋葱、冬瓜、紫菜等，不仅营养丰富，而且具有一定的降脂作用，根据具体情况选用这些食物就有助于降低血脂、改善高脂血症患者的自觉症状。有一些食物如山楂、枸杞子、百合等，为药食两用之品，根据辨证结果的不同选择食用则可发挥药物之功效，其调治高脂血症的功效显著。选用适宜的食物配合以药物或药食两用之品制成的药膳，具有良好的调整脏腑功能和降低血脂的作用，依据其功效选择应用调治高脂血症，效果更好。

05 中医治疗高脂血症常用的方法有哪些？

咨询：我近段时间总感觉头晕头沉、身体困乏，前天到医院就诊，经检查血脂、血糖等，确诊为高脂血症。医生建议我在管住嘴、迈开腿的基础上服用西药洛伐他汀，我担心西药有副作用，想采用中医的方法治疗，我想知道：中医治疗高脂血症常用的方法有哪些？

解答：您担心西药有副作用，想采用中医的方法治疗，心情可以理解。这里需要提醒您的是，不论采取中医还是西医的方法治疗，都应在管住嘴、迈开腿的基础上进行，同时要长期坚持，切不可三天打鱼，两天晒网。

随着社会经济的发展、人们物质生活水平的不断提高以及生活方式的改变，高脂血症的发病率呈逐年上升之趋势，与高脂血症密切相关的冠心病、高血压病、脑卒中等心脑血管疾病更是明显增加。因此，积极查出、预防和控制高脂血症及其相关的疾病，显得越来越重要。在高脂血症的调治中，自我调理占有十分重要的地位，患者及其家属的参与显得尤为重要。

中医在长期的医疗实践中，总结有众多的治疗调养高脂血症的方法。中医调治高脂血症，强调医生与患者共同参与，互相配合，主张诸疗法配合应用。

患者应纠正不合理的生活习惯，在加强饮食调理、起居调摄、运动锻炼的基础上，根据整体观念和辨证论治的精神，选用内服中药进行治疗，同时还可配合以针灸、按摩等非药物疗法进行调治。通过综合调治，确实能达到降低血脂，改善或消除高脂血症患者自觉症状，防止或减缓与高脂血症密切相关的冠心病、高血压病、脑卒中等心脑血管疾病发生的目的。

疗法还包括内服中药，就是利用中药汤剂或中成药口服进行治疗。内服中药是治疗高脂血症最常用的方法之一，通常根据中医辨证结果的不同采用不一样的治法和方剂，以燥湿祛痰、调和肝脾、祛脂降浊、健脾化浊、化浊降脂、滋补肝肾、温肾健脾等为基本治则。常用的方剂如温胆汤、七味白术散、杞菊地黄汤、逍遥散等，常用的中成药有山海丹胶囊、养心芪片、血脂康胶囊、降脂灵片等。当然，针灸、按摩等非药物疗法调治高脂血症也有一定的疗效。

06 治疗高脂血症常用的单味中药有哪些?

咨询: 我患有高脂血症,问了几位高脂血症患者,都说中药不仅能降低血脂,还能消除头晕头沉、身体困乏等身体不适,效果不错。我想用中药治疗,但我知道中药的种类繁多,请您给我介绍一下:治疗高脂血症常用的单味中药有哪些?

解答: 我国有着丰富的中药资源,药物的种类繁多,本草书籍所载的达数千种,临床常用的单味中药也有数百种之多,不过并不是所有中药都适宜于治疗高脂血症,下面介绍几种治疗高脂血症常用的单味中药,供您参考。

(1)黄精:黄精为百合科多年生草本植物黄精、滇黄精或多花黄精的根茎。其味甘、性平,具有滋肾润肺、补脾益气之功效。适用于肾虚精亏所致的腰膝酸软、头晕耳鸣、心悸健忘、失眠多梦、阳痿遗精、须发早白、潮热盗汗、消渴,阴虚肺燥的干咳少痰,肺肾阴虚的劳嗽喘咳,以及脾虚气弱的倦怠乏力、食欲不振等。黄精的用法一般为每次10~30克,水煎服。

现代研究表明,黄精含有黏液质、淀粉、糖类及多种蒽醌类化合物,具有增强免疫功能、抗衰老、耐缺氧、抗疲劳、增强代谢、降血脂、降血糖等作用。黄精具有肯定的降血脂作用,能防止胆固醇在组织内浸润,有助于预防动脉粥样硬化。

（2）泽泻：泽泻为泽泻科多年生沼泽植物泽泻的块茎。其味甘、淡，性寒，具有利水渗湿、泄热之功效，适用于水肿、小便不利、泄泻、眩晕、痰饮等证。李时珍谓"泽泻有治头旋，聪明耳目之功"，仲景治眩名方"泽泻汤"就由泽泻、白术两味药所组成。作为治疗眩晕的良药，泽泻能有效缓解头晕头沉等症状。泽泻的用法一般为每次5~10克，水煎服。

现代研究表明，泽泻含有三萜类化合物、挥发油、生物碱、门冬素树脂、泽泻醇、钾等成分，有显著的利尿作用，能保护血管、改善血管功能、抗凝血、防治脂肪肝，并有降血脂、降血压、降血糖和抗病原微生物等功效。

（3）山楂：山楂又名山红果、棠球、山里红、胭脂果，是蔷薇科植物山楂或野山楂的果实。其味甘、酸，性微温，具有消食积、散瘀血、化痰浊、解毒醒脑之功效。适宜于肉食积滞之脘腹胀满、嗳气吞酸、腹痛便溏、泻痢腹痛、疝气，以及瘀阻胸腹痛、痛经等，现在也常用于治疗冠心病、高血压病、高脂血症、细菌性痢疾等。山楂的用法一般为每次10~15克，水煎服，大剂量可用至30克。

山楂是药食兼用之品。山楂的营养价值很高，据测定每100克山楂果肉中含维生素C 89毫克，钙85毫克，此外还含有铁、蛋白质、脂肪、糖类等。山楂中含有三萜类和黄酮类成分，具有扩张血管、降低血压、降低胆固醇、加强和调节心肌功能的功效，同时山楂具有一定的防治动脉粥样硬化、减肥、降血脂、抗衰老作用。山楂的多种制剂具有明显的降脂作用，对降低胆固醇和甘油三酯都有良好效果，山楂活血化瘀、改善微循环、抑制血小板聚集、抗血栓形成的作用也较好。

（4）姜黄：姜黄为姜科多年生草本植物姜黄的根茎。其味辛、甘，性温，具有行气活血、通经止痛之功效。适用于血瘀气滞之胸胁疼痛，经闭腹痛，跌打损伤，风湿痹痛等。姜黄的用法一般为每次 3~10 克，水煎服。

现代研究表明，姜黄含有姜黄素、挥发油、脂肪、淀粉等成分，具有抗炎、增加纤溶酶活性、抑制血小板聚集、增加心肌血流量、降血脂等作用，并可增加胆汁的生成和分泌，促进胆囊收缩，有利胆之功效。姜黄降血脂和抗动脉粥样硬化的作用机制主要有三个方面，一是能同时降低胆固醇和甘油三酯，二是能抑制血管平滑肌细胞的增殖，三是有较强的抗脂质过氧化能力。

（5）何首乌：何首乌为蓼科多年生草本植物何首乌的块根。其味甘、苦、涩，性微温，具有补肝肾、益精血、养血滋阴、解毒通便之功效。适用于血虚所致的头晕目眩、心悸失眠、面色萎黄、神疲乏力，肝肾精血亏虚所致的眩晕耳鸣、腰膝酸软、遗精带下、须发早白，以及体虚久疟、肠燥便秘、痈疽、瘰疬等。何首乌的用法一般为每次 6~12 克，水煎服。

现代研究表明，何首乌有较好的降血脂作用。何首乌含丰富的卵磷脂、淀粉等，有助于脂肪运转；何首乌含有蒽酯衍生物（主要为大黄酚及大黄泻素），能使肠蠕动增强和抑制胆固醇吸收。同时何首乌还能阻止胆固醇在肝内沉积、在血中滞留或渗透到动脉内膜中，以减缓动脉粥样硬化形成。但是近年来时有何首乌及其制品致肝损伤的报道，故在应用何首乌时应注意剂量并定期监测肝功能。

（6）决明子：决明子为豆科一年生草本植物决明或小决明的成熟种子。其味甘、苦、咸，性微寒，具有清肝明目、润肠通便之功效。决明子既能清肝火，又兼益肾阴，为明目之佳品，虚实目疾均可应用。用于肝经实火，目赤肿痛，羞明多泪者，常与夏枯草、栀子等同用；若属风热上攻，头痛目赤者，常与菊花、桑叶等同用；若属肝肾阴亏，目暗不明者，常与沙苑子、枸杞子等同用。决明子性质凉润，又有清热润肠通便之效，所以还用于内热肠燥，大便秘结，通常与火麻仁、瓜蒌仁等同用。决明子的用法一般为每次10~15克，水煎服。

现代研究表明，决明子含有大黄酚、大黄素、决明素、橙黄决明素以及维生素A等成分。决明子的水或醇浸液具有降低血压的作用；决明子粉能抑制血胆固醇的升高和动脉粥样硬化斑块的形成，所含蒽苷有缓下作用；同时决明子还有抗菌、抗血小板聚集以及利尿、泻下、保肝、明目等作用。现在多用决明子治疗高血压病、高脂血证以及便秘、眼疾等。

（7）女贞子：女贞子为木樨科常绿乔木植物女贞的成熟果实。其味甘、苦，性凉，具有补益肝肾、清退虚热、乌发明目之功效。适用于肝肾阴虚之目暗不明，视力减退，须发早白，腰酸耳鸣，阴虚发热等。女贞子的用法一般为每次10~15克，水煎服。

现代研究表明，女贞子含有齐墩果酸、甘露醇、葡萄糖、棕榈酸、硬脂酸、油酸、甘油酸等，具有增强免疫功能、升高外周白细胞、数量增强网状内皮系统吞噬能力、增强细胞免疫和体液免疫以及保肝、利尿、止咳等作用。女贞子能降低胆固醇及甘油三酯，使实验性主动脉粥样硬化斑块消退。临床有研究者用女贞子蜜丸治疗高脂血症数百例，结果表明可有效降低胆固醇及低密度脂蛋白，无明显副作用，尤其适用于老年高脂血症偏虚证者。

（8）金樱子：金樱子为蔷薇科常绿攀灌植物金樱子的成熟

果实。其味酸、涩，性平，具有固精缩尿、涩肠止泻之功效。适用于肾虚不固所致的遗精、遗尿、尿频、带下以及脾虚久泻、久痢等。金樱子的用法一般为每次 6~12 克，水煎服。

现代研究表明，金樱子含有柠檬酸、苹果酸、鞣质、树脂、维生素 C、皂苷以及丰富的糖类等。金樱子所含鞣质有收敛作用，其水煎剂具有降血脂的功效。

（9）绞股蓝：绞股蓝又称七叶胆，为葫芦科植物绞股蓝的全草。其味苦、性寒，具有消炎解毒、止咳化痰、滋补强身、消除疲劳、降脂降压、防癌抗癌、延年益寿等功效。现多用作滋补强壮药治疗高脂血症、高血压病、动脉粥样硬化等。绞股蓝的用法一般为每次 6~9 克，水煎服。

现代研究表明，绞股蓝含有多种人参皂苷及多种人体所必需的氨基酸和微量元素，其除具有人参的部分功效外，还有人参所不具备的其他多种作用。绞股蓝在调节脂质代谢、防止脂质在血管壁上沉积、降低血压、增加脑和冠状动脉血流量等方面有明显作用。

（10）枸杞子：枸杞子为茄科落叶灌木植物宁夏枸杞的成熟果实。其味甘、性平，具有滋阴补肾、养血补肝、益精明目、强筋骨、壮体力之功效。适用于肝肾虚损、精血不足所致的头晕耳鸣、腰膝酸软、心悸失眠、遗精健忘以及视力减退、内障目昏、消渴等。枸杞子的用法一般为每次 10~15 克，水煎服。

现代研究表明，枸杞子含有甜菜碱、多糖、粗脂肪、粗蛋白、亚油酸、胡萝卜素、维生素 C、维生素 P 及铁、磷、钙、锌等。枸杞子含有的维生素 P 能增强毛细血管张力，对防治高血压等心脑血管疾病大有好处；所含的亚油酸能防止胆固醇在血管内沉积，具有降低血脂、降低血压和防治动脉硬化的作用。同时，枸杞子还可升高外周白细胞数量，增强网状内皮系统功能，增强细胞免疫与体液免疫功能，促进造血功能，并具有抗衰老、抗肿瘤、保肝及降血糖等作用。

（11）茺蔚子：茺蔚子又称小胡麻、三角胡麻，为唇形科一年生或二年生草本植物益母草的果实。其味甘、性微寒，具有活血调经、凉肝明目、利尿之功效。适用于月经不调、痛经、产后恶露不尽，瘀滞腹痛及跌打损伤、瘀血作痛，也用于水肿、小便不利，根据其凉肝明目之作用还用于治疗目赤肿痛、眼生翳膜等。茺蔚子的用法一般为每次 3~10 克，水煎服。

现代研究表明，茺蔚子含有茺蔚子碱Ⅰ、茺蔚子碱Ⅱ、茺蔚子碱Ⅲ，以及茺蔚子油（油中主要成分为油酸、亚油酸等不饱和脂肪酸）、维生素 A 等，具有降低血脂、改善动脉粥样硬化等作用。临床中用茺蔚子冲剂治疗高脂血症，每天服用量相当于生药 3 克，疗程 1 个月，其降低血脂的作用显著，其中降甘油三酯的效果优于降胆固醇，副作用较少，适合于调治各种类型的高脂血症患者。

（12）月见草：月见草又称夜来香、山芝麻，为柳叶菜科多年生草本植物，以根入药。其味甘、性温。具有强筋壮骨、祛风除湿之功效。月见草不仅强筋壮骨、祛风除湿的作用显著，且能活血通络止痛，所以常用于治疗风湿性关节炎以及筋骨疼痛等，现在也用于治疗多种硬化症、糖尿病、肥胖症、高脂血症等。月见草的用法一般为每次 10~15 克，水煎服。

现代研究表明，月见草含有丰富的 γ 亚麻酸、亚油酸、油酸、硬脂酸等，有明显的降血脂作用，尤以降甘油三酯为佳，并能提高高密度脂蛋白胆固醇浓度，同时有抗血小板聚集、抗血栓、改善血液流变学等作用，是目前国内较有发展前途的抗动脉粥样硬化中药。

07 中药是从哪几个方面调节血脂的？

咨询：我今年53岁，前段时间单位安排体检，查出患有高脂血症。我想用中药治疗，刚才上网查了一下，具有调节血脂作用的中药有很多，其调节血脂的机制各不一样，不过是从哪几个方面调节网上没讲。我想了解一下：中药是从哪几个方面调节血脂的？

解答：具有调节血脂作用的中药确实有很多，其调节血脂的机制也是各不一样的。把中药调节血脂的机制归纳起来，主要有抑制胆固醇吸收、调节血脂代谢、促进胆固醇排泄三个方面。

（1）抑制胆固醇吸收：泽泻、山楂等含有三萜类化合物，能影响脂肪分解，使合成胆固醇的原料减少，从而具有降血脂、防治动脉粥样硬化和脂肪肝的功效。豆类、蒲黄、海藻等多含有谷甾醇、豆甾醇、菜油甾醇等植物甾醇，植物甾醇与动物性甾醇的化学本质是一样的，因而可以在肠道进行竞争，从而减少胆固醇吸收。何首乌、草决明、大黄等含有能促进肠蠕动、导致轻泻的酮类化合物。

（2）调节血脂代谢：人参对人体许多功能具有双向调节作用，能调节多种组织细胞中环磷腺苷的含量，环磷腺苷可以促进脂类分解代谢，减少脂质在血管壁内的沉积。灵芝则通过抑制脂质的结合转化作用使血脂降低。何首乌不仅能抑制胆固醇的吸收，还能阻止脂质在血中滞留或渗透到动脉壁中去。泽泻能提高高密度脂蛋白的水平，促进胆固醇的转运和清除。

（3）促进胆固醇排泄：胆固醇被脂蛋白转运到肝脏后，90% 转化为胆汁酸排入肠道，其中大部分被重吸收（这一过程叫肝肠循环），小部分随粪便排泄出体外。柴胡、姜黄、茵陈等均有增加胆汁排泄的功效，能增加胆固醇的排泄。

08 中医是怎样辨证治疗高脂血症的？

咨询：我近段时间总感觉身体困乏，前天到医院就诊，经检查血脂、血糖等，确诊为高脂血症。我想采用中医的方法治疗，听说中医根据辨证分型选择治法、方药，疗效较好。请问：中医是怎样辨证治疗高脂血症的？

解答：辨证论治是中医的特色和优势，有什么样的证型就要用什么药，也就是说药证要相符，方能取得好的疗效。由于高脂血症患者年龄、体质以及发病原因的不同，其临床表现也不尽一致，根据血脂的变化及其发病机制、临床表现，中医通常将高脂血症分为痰浊阻滞型、脾虚湿盛型、气滞血瘀型、肝肾阴虚型、脾肾阳虚型以及单纯型等6种基本证型进行辨证治疗，下面简要介绍一下选方用药，供您参考。

（1）痰浊阻滞型

主证：嗜食肥甘厚味，血脂异常，形体肥胖，身困乏力，头晕头痛，胸闷脘痞，纳呆腹胀，恶心欲吐，咳嗽有痰，舌质淡，苔厚腻，脉弦滑。

治则：燥湿化痰，健脾和胃。

方药：温胆汤加减。半夏、枳实各 10~12 克，泽泻、茯苓各 15~20 克，陈皮、山楂、大腹皮、竹茹、神曲各 10~15 克，甘草 6 克。

用法：每日 1 剂，水煎取汁，分早晚 2 次温服。

方解：方中以半夏燥湿化痰、降逆止呕为主药；竹茹化痰止呕，枳实、大腹皮行气消痰，使痰随气下，共为辅药；佐以陈皮理气化痰，茯苓、泽泻健脾渗湿，使湿祛痰消，山楂、神曲消食导滞，且山楂善消油腻之积；使以甘草健脾和胃，并调和诸药。上药合用，共奏燥湿化痰，健脾和胃之功效。

（2）脾虚湿盛型

主证：血脂异常，形体肥胖，身困乏力，肢软无力，头昏、头重如裹，食欲不振，脘闷腹胀，便溏，恶心，舌质淡，舌体胖大有齿痕，舌苔白腻，脉弦细或濡缓。

治则：益气健脾，化湿和胃。

方药：七味白术散加减。人参 3~6 克，白术 12 克，茯苓、薏苡仁各 15~20 克，葛根、藿香、山楂各 10~15 克，木香 6~10 克，甘草 6 克。

用法：每日 1 剂，水煎取汁，分早晚 2 次温服。

方解：方中以人参、白术、茯苓、甘草健脾益气化湿；木香行脾胃之气；藿香芳香化湿；葛根升举脾阳，使清阳得升、浊阴得降；薏苡仁加强健脾渗湿之功；配山楂以健脾消食。诸药合用，补中有行，补而不滞，共奏益气健脾，化湿和胃之功。

（3）气滞血瘀型

主证：血脂异常，胸闷憋气，胸痛痛处固定不移，两胁胀满不适，头晕头痛，心悸气短，舌质暗或紫暗有瘀点瘀斑，苔薄少，脉弦或涩。

治则：行气化瘀，活血通络。

方药：血府逐瘀汤加减。当归、生地、山楂、丹参各15克，川芎、白芍、桃仁、枳实、牛膝、桔梗、蒲黄各10克，柴胡、红色、甘草、大黄各6克。

用法：每日1剂，水煎取汁，分早晚2次温服。

方解：方中以桃仁、红花、当归、生地、白芍、川芎取桃红四物汤之意以活血化瘀、养血通络；柴胡、枳实疏肝行气；桔梗开肺气，载药上行，合枳壳则升降上焦之气而宽胸；牛膝通利血脉，引血下行；山楂既能消食积，又能活血行滞；丹参、蒲黄加强活血化瘀之功。诸药合用，使血活气行，瘀化而气畅，共成行气化瘀，活血通络之剂。

（4）肝肾阴虚型

主证：血脂异常，形体偏瘦，体倦乏力，腰酸腿软，头晕耳鸣，少寐多梦，健忘心悸，遗精盗汗，目涩口干，或见咽喉干燥，颧红潮热，五心烦热，舌质红少津，苔薄少，脉细数或沉细而数。

治则：滋补肝肾，养血益阴。

方药：杞菊地黄汤加减。枸杞子、熟地、山药各15克，菊花12克，山茱萸、黄精、茯苓、制何首乌、泽泻各10克，丹皮9克，甘草6克。

用法：每日1剂，水煎取汁，分早晚2次温服。

方解：方中以枸杞子、熟地、山茱萸滋补肝肾之阴；山药、制何首乌、黄精滋肾补脾；菊花养肝明目；配泽泻泻肾降浊，丹皮泻肝火，茯苓健脾渗湿，甘草调和诸药。上药合用，有补有泻，以补为主，补而不腻，共奏滋补肝肾、养血益阴之功效。

（5）脾肾阳虚型

主证：血脂异常，体倦乏力，精神萎靡，腰膝酸软，头晕眼花，形寒肢冷，面色㿠白，腹胀纳呆，尿少水肿，大便溏薄，女子月经不调，舌质淡，苔薄白，脉沉细或迟。

治则：温阳健脾，化浊降脂。

方药：附子理中汤加减。炒白术、炒苍术各12克，藿香、佩兰、淫羊藿各10克，干姜、人参、附片、泽泻各9克，甘草3克。

用法：每日1剂，水煎取汁，分早晚2次温服。

方解：方中以干姜、附片、淫羊藿温补脾肾而祛寒；人参大补元气，健脾助运；白术、苍术健脾燥湿；藿香、佩兰芳香化湿；泽泻利湿降浊；甘草益气和中，调和诸药。诸药配合，共奏温阳健脾、化浊降脂之功效。

（6）单纯型

主证：单纯型高脂血症在临床中相当常见，多发于体型偏胖者，此类患者平素并无明显不适之感觉，仅在检查血液时发现血脂异常。

治则：理气化湿，佐以消脂。

方药：保和丸加减。神曲、山楂、茯苓各12克，半夏、陈皮、连翘各6克，麦芽、槟榔、莱菔子、丹参、泽泻各9克，甘草3克。

用法：每日1剂，水煎取汁，分早晚2次温服。

方解：方中山楂可消一切饮食积滞，尤善消肉食油腻之积；神曲消食健脾，更化酒食陈腐之积；麦芽消食和中，善消面食之积；莱菔子下气消食，导滞除满。上述四药同用，能消各种食物积滞，导滞下行，且有健脾和中之功。以陈皮、槟榔行气化滞；茯苓、泽泻、半夏健脾祛湿，化痰和胃；丹参活血化瘀通脉，以利脾健湿祛痰消；连翘清热而散结，以防积滞化热；甘草调和诸药。诸药合用，使食积得化，胃气得和，脾气得健，从而痰浊自去。

09 中医是怎样辨证治疗糖尿病性高脂血症的？

咨询： 我患糖尿病已3年，一直坚持服用二甲双胍，血糖控制得比较满意。近段时间不知为什么，我总感觉身体困乏，今天到医院就诊，经检查医生说是糖尿病性高脂血症，建议配合辨证应用中药汤剂治疗。请问：中医是怎样辨证治疗糖尿病性高脂血症的？

解答： 中医认为糖尿病性高脂血症属于"痰浊""痰湿""湿热""瘀血"等的范畴，其病位主要在心、肝、脾、肾，病证有虚有实，虚证和本虚标实证多见，而实证少见，本虚主要指脾虚、肾虚，标实则表现为湿浊、痰浊和血瘀。糖尿病性高脂血症在临床中相当多见，根据其临床表现和发病机制的不同，中医通常将其分为脾虚痰浊型、胃热腑实型、脾肾两虚型以及气滞血瘀型等4种基本证型进行辨证治疗。

（1）脾虚痰浊型

主证：血脂异常，腹胀纳呆，肢体困重，咳吐痰涎，形体肥胖，头昏乏力，大便溏泄，舌质淡，苔白腻，脉滑。

治则：健脾化痰祛浊。

方药：二陈汤加减。陈皮、泽泻各12克，杏仁、竹茹、半夏、山楂、胆南星各10克，茯苓、白术各15克，甘草6克。

用法：每日1剂，水煎取汁，分早晚2次温服。

方解：方中陈皮、半夏、茯苓、甘草取二陈汤之意，以燥湿化痰，理气和中；杏仁、竹茹、胆南星宣肺和中，理气化痰；白术、泽泻取泽泻汤之意，以健脾利水，除饮祛浊；山楂降脂消食；甘草又能调和诸药。上药合用，共成健脾化痰、祛浊降脂之剂。

（2）胃热腑实型

主证：血脂异常，形胖体实，大便秘结，消谷善饥，口渴欲饮，舌质红，苔黄腻，脉弦。

治则：清热通腑泻浊。

方药：大承气汤加减。黄芩15克，大黄6~10克，厚朴、枳实、胡黄连各12克，山栀子、决明子各10克，甘草6克。

用法：每日1剂，水煎取汁，分早晚2次温服。

方解：方中黄芩、大黄、胡黄连、枳实、山栀子清热通腑泻浊；厚朴理气和中；决明子清热降脂泻浊；甘草调和诸药。诸药配合，具有清热通腑、泻浊降脂之功效。

（3）脾肾两虚型

主证：血脂异常，体倦乏力，腹胀纳呆，腰腿酸软，耳鸣健忘，头晕眼花，尿少水肿，舌质红，苔薄白，脉沉细。

治则：健脾益肾消脂。

方药：消脂汤加减。制何首乌、泽泻、白术、黑芝麻、山楂、菟丝子各 15 克，女贞子 10 克，仙灵脾、生地各 12 克，甘草 6 克。

用法：每日 1 剂，水煎取汁，分早晚 2 次温服。

方解：方中制何首乌、菟丝子、女贞子、仙灵脾、生地、泽泻、黑芝麻益肾消脂；白术、山楂健脾和胃，化浊消脂；甘草调和众药。上药配合，共成健脾益肾，化浊消脂之剂。

（4）气滞血瘀型

主证：血脂异常，胸闷憋气，胸痛烦躁，痛有定处，舌质暗淡或有瘀点，苔薄少，脉细涩。

治则：行气化瘀降脂。

方药：桃仁红花煎加减。赤芍、香附、当归各 12 克，延胡索、生地、泽泻、丹参、草决明各 15 克，桃仁、红花、青皮、陈皮各 10 克，甘草 6 克。

用法：每日 1 剂，水煎取汁，分早晚 2 次温服。

方解：方中赤芍、香附、当归、延胡索、桃仁、生地、丹参、红花养血活血，行气化瘀；青皮、陈皮理气和中；泽泻、草决明化浊降脂；甘草调和诸药。诸药合用，具有行气化瘀、理气和中、化浊降脂之功效。

10 如何选用单方验方治疗高脂血症？

咨询： 我患有高脂血症，一直服用西药辛伐他汀，我知道中医治疗高脂血症手段多、不良反应少，听说单方验方治疗高脂血症有较好的疗效，我想与西药结合起来应用，以获得更好的效果，但不知如何选用单方验方，请您告诉我：**如何选用单方验方治疗高脂血症？**

解答： 确实像您所说的那样，中医治疗高脂血症手段多，疗效肯定，并且不良反应少，单方验方治疗只是诸多治疗方法中的一种。

单方是指药味不多，取材便利，对某些病证具有独特疗效的方剂。单方治病在民间源远流长，享有盛誉，"单方治大病"之说几乎有口皆碑，深入人心，在长期的实践中，人们总结有众多行之有效的治疗高脂血症的单方，采用单方调治高脂血症，方法简单易行，经济实惠，深受广大患者的欢迎。

验方是经验效方的简称。千方易得，一效难求，古今多少名医，毕其一生精力，在探求疾病的治疗中，反复尝试，反复验证，创造了一个个效验良方，此即验方。验方是医务界的同道在继承总结前人经验的基础上，融汇新知，不断创新，总结出行之有效的经验新方。不断发掘整理名医专家治疗高脂血症的经验效方，对于指导临床实践、提高治疗高脂血症的临床疗效，无疑有举足轻重的作用。

单方验方治疗高脂血症效果虽好，也只是中医调治高脂血症诸多方法中的一种，若能与饮食调理、起居调摄、运动锻炼等调养方法相互配合，采取综合性的治疗措施，其临床疗效可大为提高。需要说明的是，用于治疗高脂血症的单方验方较多，它们各有其适用范围，由于患者个体差异和病情轻重不一，加之部分方剂还含有毒性药物，因此在应用单方验方时，一定要在有经验医师的指导下进行，做到根据病情辨病辨证选方用方，依单方验方的功效和适应证仔细分析、灵活运用，并注意随病情的变化及时调整用药，切忌死搬硬套。

11 治疗高脂血症常用的单方有哪些？

咨询：我今年 57 岁，前段时间查出患有高脂血症，正在服用西药洛伐他汀治疗，血脂控制得还算不错。可不知为什么，最近总感觉头晕头沉、身体困乏，听说我这种情况可配合中药单方进行调治，我想请您介绍一下：治疗高脂血症常用的单方有哪些？

解答：人们常说"单方治大病"，单方应用得当确实能有效缓解高脂血症患者头晕头沉、身体困乏等自觉症状。在长期的实践中，人们总结有众多行之有效的治疗高脂血症的单方，下面选取几则常用者，从处方、用法、主治三方面予以介绍，供您参考。

《处方一》

处方：山楂 15 克。

用法：每日 1 剂，水煎取汁，分早晚 2 次服。

主治：高脂血症。

《处方二》

处方：山楂、菊花、丹参各 10 克。

用法：每日 1 剂，水煎取汁，分早晚 2 次服。

主治：高脂血症。

《处方三》

处方：槐花、山楂各 10 克。

用法：每日 1 剂，水煎取汁，分早晚 2 次服。

主治：高脂血症。

《处方四》

处方：山楂 30 克，草决明、荷叶各 12 克。

用法：每日 1 剂，水煎取汁，分早晚 2 次服。

主治：高脂血症。

《处方五》

处方：炒山楂、神曲、麦芽各 15 克。

用法：每日 1 剂，水煎取汁，分早晚 2 次服。

主治：高脂血症、肥胖症。

《处方六》

处方：鲜山楂 30 克，荷叶 15 克，生槐花 5 克，草决明 10 克。

用法：每日 1 剂，水煎取汁，分早晚 2 次服。

主治：高脂血症。

处方七

处方：山楂、决明子各 18 克，苍术 10 克。

用法：每日 1 剂，水煎取汁，分早晚 2 次服。

主治：高脂血症。

12 治疗高脂血症常用的验方有哪些？

咨询： 我今年 54 岁，近段时间总感觉头晕头沉、身体困乏，前天到医院就诊，经检查血脂、血糖等，确诊为高脂血症。我听说中医有很多治疗高脂血症的验方，想试用一段时间，请您告诉我：治疗高脂血症常用的验方有哪些？

解答： 用于治疗高脂血症的验方确实有很多，如果恰当使用的话，效果也不错。需要注意的是，每个验方都有其适用范围，选用验方一定要由有经验的医师作指导，切不可自作主张生搬硬套地选用，以免引发不良事件。下面给您介绍几则治疗高脂血症的验方，您可咨询一下当地的医生，看是否可以选用。

（1）降脂饮

药物组成：陈皮、半夏、茯苓、泽泻、菊花、当归、川芎、大黄各 10 克，山楂 15 克，丹参 20 克，薏苡仁 30 克。

应用方法：每日 1 剂，水煎 2 次，共取汁约 500 毫升，分早晚 2 次温服，连服 2 个月为 1 个疗程。

功能主治：健脾化痰，活血化瘀。主治高脂血症。

（2）调脂汤

药物组成：茵陈、莱菔子各 30 克，泽泻 15 克，川芎 9 克。

应用方法：每日 1 剂，水煎 2 次，共取汁约 500 毫升，分早晚 2 次温服，4 周为 1 个疗程。

功能主治：清热利湿，祛痰辟浊，活血降脂。主治高脂血症。

（3）山草降脂汤

药物组成：山楂 24 克，草决明 18 克，黄精、白芍、白术各 15 克，泽泻、陈皮、莱菔子、川芎各 12 克，三七、甘草各 3 克。

应用方法：每日 1 剂，水煎 2 次，共取汁约 500 毫升，分早晚 2 次温服，4 周为 1 个疗程。

功能主治：补肾养肝，健脾化痰，活血化瘀，降浊消脂。主治高脂血症。

（4）芪参水蛭汤

药物组成：黄芪 50 克，太子参、丹参、生山楂各 30 克，白术、陈皮、川芎各 10 克，葛根、当归各 15 克，三七 6 克，水蛭 3 克。

应用方法：每日 1 剂，水煎取汁，分早晚 2 次温服，1 个月为 1 个疗程。

功能主治：益气健脾，化瘀降浊。主治老年高脂血症。

（5）健脾调脂饮

药物组成：黄精 30 克，绞股蓝、丹参、枸杞子、茯苓、山楂各 20 克，苍术、泽泻各 15 克，陈皮 12 克，甘草 6 克。

应用方法：每日1剂，水煎2次，共取药液400毫升，分3次温服，8周为1个疗程。

功能主治：扶中健脾，滋补肝肾，化痰逐瘀。主治高脂血症。

（6）活血降脂汤

药物组成：丹参、生山楂各30克，桃仁、泽泻各12克，红花9克，决明子、瓜蒌各15克，茯苓18克。

应用方法：每日1剂，水煎2次，共取汁约500毫升，分早晚2次温服，12周为1个疗程。

功能主治：疏肝理气，健脾益肾，活血化瘀，祛痰降浊。主治高脂血症。

（7）化痰祛瘀降脂方

药物组成：陈皮20克，法半夏、枳实各15克，黄连、水蛭各8克，茯苓25克，白术、山楂、广木香、红花各10克，丹参30克。

应用方法：每日1剂，水煎3次，共取汁约300毫升，每次100毫升，每日3次口服，4周为1个疗程。

功能主治：清热化痰，燥湿健脾，行气活血，化浊降脂。主治高脂血症。

（8）健脾祛痰降脂汤

药物组成：茯苓、丹参各15克，白术、党参各12克，泽泻、法半夏、荷叶、山楂各9克，橘红、甘草各6克。

应用方法：每日1剂，水煎取汁，分早晚2次温服，6周为1个疗程。

功能主治：健脾祛痰，活血降脂。主治高脂血症。

13 如何正确煎煮中药汤剂?

咨询： 我想要治疗高脂血症，听说煎煮中药很有讲究，如果煎煮方法不当，即使再好的中药也难以取得满意疗效。请问：**如何正确煎煮中药汤剂？**

解答： 汤药是临床最常采用的中药剂型，煎煮汤药的方法直接影响药物的疗效。为了保证临床用药能获得预期的疗效，煎煮中药汤剂必须采用正确的方法，应注意以下几点。

（1）煎药器具的选择：煎煮中药最好选择砂锅、砂罐，因其不易与药物成分发生化学反应，并且导热均匀、传热较慢、保暖性能好，可慢慢提高温度，使药内有效成分充分释放到汤液中来。其次也可选用搪瓷制品。煎煮中药忌用铁、铜、铝等金属器具。

（2）煎药用水的选择：煎药用水必须无异味、洁净、澄清，含无机盐及杂质少，以免影响口味、引起中药成分的损失或变化。

（3）煎煮时加水量：煎药用水量应根据药物的性质、病人的年龄及用途而定。加水量应为饮片吸水量、煎煮过程中蒸发量以及煎煮后所需药液量的总和。一般用水量为将饮片适当加压后，液面淹没过饮片约2厘米为宜。质地坚硬、黏稠或需要久煎的药物，加水量可比一般药物略多；质地疏松或有效成分容易挥发、煎煮时间较短的药物，则液面淹没药物即可。

（4）煎煮前如何浸泡：中药饮片煎前浸泡，既有利于有效成分的充分溶出，又可缩短煎煮时间。多数药物宜用冷水浸泡，一般药物可浸泡20~30分钟，以果实、种子为主的药可浸泡1小时左右。夏季气温较高时，浸泡的时间不宜过长，以免腐败变质。

（5）煎煮的火候和时间：煎煮中药的火候和时间应根据药物的性质和用途而定。煎一般药宜先武火后文火，即未沸前用大火，沸后用小火保持微沸状态。解表药及其他芳香性药物，一般用武火迅速煮沸，之后改用文火维持10~15分钟即可。有效成分不易煎出的矿物类、骨角类、贝壳类、甲壳类药及补益药，一般宜文火久煎，通常是沸后再煎20~30分钟，以使有效成分充分溶出。第二煎则通常较第一煎缩短5~10分钟。

（6）为何应榨渣取汁：汤剂煎成后应榨渣取汁，因为一般药物加水煎煮后都会吸附一定的药液，同时已经溶入药液的有效成分可能被药渣再吸附。如药渣不经压榨取汁就抛弃，会造成有效成分的损失。

（7）煎煮的次数：煎药时药物有效成分首先会溶解进入药材组织的水溶液中，然后再扩散到药材外部的水溶液中，到药材内外溶液的浓度达到平衡时，因渗透压平衡，有效成分就不再溶出了，这时只有将药液滤出，重新加水煎煮，有效成分才能继续溶出。为了充分利用药材，避免浪费，使药物有效成分充分溶出，每剂中药不可煎1次就弃掉，最好是煎两次或三次。

（8）入药方法：一般药物可以同时入煎，但部分药物因其性质、性能及临床用途的不同，所需煎煮的时间不同，所以煎煮中药汤剂还应讲究入药的方法，以保证药物应有的疗效。入药方法有先煎、后下、包煎、另煎、烊化及冲服等。

先煎：凡质地坚硬、在水里溶解度小的药物，如矿物类的磁石、寒水石，贝壳类的牡蛎、石决明等，应先入煎一段时间，再纳入其他药物同煎；川乌、附子等药，因其毒性经久煎可以降低，也应先煎，以确保用药安全。

后下：凡因其有效成分煎煮时容易挥发、扩散或破坏而不耐煎煮者，如发汗药薄荷、荆芥，芳香健胃药白蔻仁、茴香，以及大黄、番泻叶等宜后下，待他药煎煮将成时投入，煎沸几分钟即可。大黄、番泻叶等药有时甚至可以直接用开水冲泡服用。

包煎：凡药材质地过轻，煎煮时易飘浮在药液面上，或成糊状，不便于煎煮及服用者，如蒲黄、海金沙等，应用布包好入煎。药材较细，又含淀粉、黏液质较多的药，如车前子、葶苈子等，煎煮时容易粘锅、糊化、焦化，也应包煎。有些药材有毛，对咽喉有刺激性，如辛夷、旋覆花等，也要用纱布包裹入煎。

另煎：人参等贵重药物宜另煎，以免煎出的有效成分被其他药渣吸附，造成浪费。

烊化：有些药物，如阿胶、蜂蜜、饴糖等，容易黏附于其他药物的药渣中或锅底，既浪费药物，又容易焦煳，宜另行烊化后再与其他药汁兑服。

冲服：入水即化的药，如竹沥等汁性药物，宜用煎好的其他药液或开水冲服。价格昂贵的药物，不易溶于水及加热易挥发的药物，如牛黄、朱砂、琥珀等，也宜冲服。

14 如何选择治疗高脂血症的中成药？

咨询： 我患高脂血症已有一段时间，正在服用中药汤剂治疗，效果还不错，可天天煎煮中药不太方便，准备改用中成药。我听说用于治疗高脂血症的中成药有很多，其选择使用也很有讲究，想了解一些这方面的知识。请您告诉我：如何选择治疗高脂血症的中成药？

解答： 用于治疗高脂血症的中成药的确有很多，它们各有不同的使用范围，临床上如何选择使用，直接关系到治疗效果，作为高脂血症患者，了解一些这方面的知识很有必要。

通常情况下，高脂血症患者应根据医生的医嘱选择使用中成药，在选用中成药前，首先要仔细阅读说明书，了解其功效和主治，之后根据具体情况使用。

（1）医生指导：由于中成药有其各自的功效、适应证，若药不对症，不仅无治疗作用，反而会加重病情，甚至引发不良反应，因此高脂血症患者在选用中成药时，一定要请教一下医生，在医生的指导下选用。

（2）阅读标签：正规厂家生产的中成药，在其外包装上都有说明，盒内还有详细的说明书，提供该药的功效、适应证、用法用量、注意事项等，仔细阅读中成药的说明，对正确选用大有好处。

（3）辨病选药：即根据高脂血症的诊断选药，这些药物一般无明显的寒热偏性，只要诊断为高脂血症就可应用。

（4）辨证选药：即根据高脂血症患者发病机制和临床表现的不同，通过辨证分型，确立相应的治则，之后根据治疗原则选取中成药。绝大多数中成药是针对不同证型而设的，只有用于适宜的证型才能发挥最好的疗效。要做到辨证选药，既要了解药性，也要清楚中成药的药物组成、功能主治，还要掌握辨证论治的方法。

（5）辨症选药：即根据高脂血症患者的主要症状选药。辨症选药主要是为了解除不适症状，待症状缓解或消失后，应相应地改变治疗用药。

（6）综合选药：即综合考虑高脂血症患者的病、证、症来选择适宜的中成药。有时患者可表现为多种证型的复杂情况，且症状也较突出，故要选用两种或多种药物进行治疗。随着治疗的进展，证、症均会发生改变，治疗选药也要作相应的调整。

15 治疗高脂血症常用的中成药有哪些？

咨询： 我今年51岁，近段时间总感觉头晕、身体困乏，前天到医院就诊，经检查发现患有高脂血症，我想用中成药治疗一段时间，请您给我介绍一下：**治疗高脂血症常用的中成药有哪些？**

解答：中成药具有组方严谨、疗效确切、便于携带、服用方便、不良反应少等特点，所以深受广大高脂血症患者的欢迎。

用于治疗高脂血症的中成药有很多，它们有不同的适用范围。采用中成药治疗高脂血症，也应进行辨证论治，方能取得好的临床疗效。下面选取几种临床较常用者，逐一给您介绍。但您要切记，如果要用的话，一定要在医生的指导下选用，以免引发不良事件。

（1）血脂康胶囊

主要成分：红曲。

功能主治：除湿祛痰，健脾消食。用于治疗高脂血症，也可用于高脂血症及动脉粥样硬化引起的心脑血管疾病的辅助治疗。

注意事项：对本品过敏者禁用，活动性肝炎或无法解释的血清转氨酶升高者禁用。

（2）荷丹片

主要成分：荷叶、丹参、山楂、番泻叶、补骨脂。

功能主治：化痰降浊，活血化瘀。用于治疗高脂血症属痰浊血瘀证候者。

注意事项：脾胃虚寒、便溏者忌用，孕妇及哺乳期妇女禁用。荷丹片有润肠通便之功效，服用时可能会有轻度腹泻，可减量服用。

（3）脉安冲剂

主要成分：北山楂、麦芽。

功能主治：降低血脂。用于治疗高脂血症，动脉粥样硬化症。

注意事项：孕妇慎用，胃酸过多者慎用，忌食油腻厚味。

（4）脂必妥胶囊

主要成分：山楂、白术、红曲等。

功能主治：用于痰瘀互结、血气不利所致的高脂血症。

注意事项：孕妇及哺乳期妇女禁用。

（5）脂可清胶囊

主要成分：山楂、葶苈子、茵陈、泽泻、黄芩。

功能主治：宣通导滞，通络散结，消痰降脂。用于治疗高脂血症，适宜于痰湿内盛引起的眩晕头重，四肢酸沉，神疲少气，肢麻胸闷等。

注意事项：体弱者及孕妇禁用。

（6）通脉降脂片

主要成分：笔管草、川芎、荷叶、三七、花椒。

功能主治：降脂化浊，活血通脉。用于治疗高脂血症，动脉粥样硬化症。

注意事项：孕妇忌用，痰热瘀阻者慎用。

（7）绞股蓝总甙片

主要成分：绞股蓝总甙

功能主治：养心健脾，益气活血，除痰化瘀，降低血脂。适用于高脂血症，症见心悸气短、胸闷肢麻、眩晕头痛、健忘耳鸣、自汗乏力、脘腹胀满等，中医辨证属心脾两虚、痰阻血瘀者。

注意事项：禁忌证尚不明确，在医生指导下服用。

（8）脂可清胶囊

主要成分：葶苈子、山楂、茵陈蒿、黄芩、泽泻、大黄、木香。

功能主治：具有宣通导滞、通络散结、消痰渗湿之功效。

适用于痰湿内盛引起的高脂血症。

注意事项：体弱者及孕妇忌用。

16 针灸能降血脂吗？

咨询：我患高脂血症后开始服用降血脂西药辛伐他汀，可是引起了转氨酶升高。我想换一种治疗方法，刚才从网上看到针灸也能降血脂、治疗高脂血症，我不太相信，请问：针灸能降血脂吗？

解答：这里首先告诉您，针灸确实能降血脂，治疗高脂血症。"针"是指"针刺"，是利用各种针具刺激穴位以治病的方法；"灸"是指"艾灸"，是用艾绒在穴位上燃灼或熏熨来治病的方法。《灵枢·官能》中说："针所不为，灸之所宜。"《医学入门》中也说，凡病"药之不及，针之不到，必须灸之。"艾灸可以弥补针刺之不足，针刺和艾灸常配合应用，故常针灸并称。针灸疗法是中医学的重要组成部分，它是通过针刺与艾灸疏通经络气血，调整脏腑功能，从而达到防治疾病目的的。

针灸疗法历史悠久，早在新石器时代，人们就利用锐利的小石片（即"砭石"）砭刺人体的某一部位来治疗疾病，汉代《说文解字》就有"砭，以石刺病也"的记载，这就是针法萌芽阶段的所谓"砭术"，灸疗的产生则是在火的发现和应用以后。随着医学科学的发展，针灸疗法的内容不断丰富，疗效大大提高。针灸疗法具有适应证广泛、疗效明显、经济安全等特点，既能防病治病，又能养生保健，深受广大患者的欢迎。

针灸是靠针刺或艾灸特定的穴位，通过经络传感调整脏腑功能，达到疏通经络气血，改善新陈代谢，增强机体抗病能力，促进病体逐渐康复的。我国针灸工作者经过大量临床研究，在针灸治疗高脂血症方面也取得了显著的成绩。其基本治则是疏肝通络、宽胸理气、补养肝肾、健脾化湿、活血化瘀，常用穴位有内关、足三里、神门、合谷、丰隆、阳陵泉、三阴交、肾俞、肺俞、中脘、公孙等。有研究者以膻中、内关、心俞、曲池、足三里、三阴交为主穴治疗高脂血症，每次留针 15~20 分钟，并加温和灸，每日治疗 1 次，12 次为 1 个疗程，取得了较好的疗效，其血胆固醇和甘油三酯均有降低。需要说明的是，单独应用针灸治疗高脂血症显得力量单薄，宜与饮食调养、运动锻炼、药物治疗等治疗调养方法配合应用，以提高疗效。

17 调治高脂血症常用的针灸处方有哪些？

咨询： 我近段时间总感觉头晕头沉、身体困乏，经检查发现患有高脂血症，我担心药物有不良反应，一周前开始针灸治疗，但我发现每次针灸的穴位并不一样，医生告诉我针灸处方有很多，应根据病情恰当选用，我想知道：调治高脂血症常用的针灸处方有哪些？

解答： 针灸是中医学的重要组成部分，它是通过针刺与艾灸来疏通经络气血，调整脏腑功能，从而达到防治疾病之目的。用于调治高脂血症的针灸处方很多，并不是每次针灸都用相同的穴位，针灸医生会根据病情的需要灵活选用，作为患者是很难掌握的，即使您知道针灸处方，操作的手法不同，其作用也不一样。

下面给您介绍几个调治高脂血症常用的针灸处方，供您参考。针灸治疗必须由针灸医生根据病情制定针灸处方，恰当进行操作。

〈处方一〉

取穴：太冲、内关、足三里、三阴交。

操作：患者取适当的体位，局部常规消毒后，用平补平泻手法进行针刺治疗。通常每次留针 20~30 分钟，留针期间行针 3~4 次，每日或隔治疗 1 次，2 周为 1 个疗程。

适应证：高脂血症。

〈处方二〉

取穴：足三里、三阴交、膻中、心俞、曲池、内关。

操作：患者取适当的体位，局部常规消毒后，进行针灸治疗。通常用平补平泻手法进针，每次留针 15~20 分钟，留针期间加用艾条温和灸，每日治疗 1 次，12 次为 1 个疗程。

适应证：高脂血症。

〈处方三〉

取穴：主穴取三阴交、足三里、内关或太白、阳陵泉、丰隆。胸闷、心前区疼痛者加郄门、脑中；头晕耳鸣者加太冲、风池；头闷胀者加太冲、率谷、百会。

操作：患者取适当的体位，局部常规消毒后，用泻法进行针刺治疗（个别年老体弱者用平补平泻手法）。通常每次留针15 分钟，留针期间行针 2~3 次，每日或隔治疗 1 次，10 次为1 个疗程。

适应证：高脂血症。

〈处方四〉

取穴：主穴取曲池、风池、内关、三阴交、足三里、太冲。配穴取面会、肩髃、照海、丰隆。

操作：患者取适当的体位，局部常规消毒后，进行针灸治疗。通常每次选取 3~4 个穴位（主穴和配穴各取一半），上述穴位交替使用，用平补平泻手法进针，于针刺得气后点燃艾条悬灸 3 分钟左右，每日治疗 1 次，10 次为 1 个疗程，休息 3~5日后，可进行下 1 个疗程。

适应证：高脂血症。

〈处方五〉

取穴：中脘、脾俞、气海、内关、丰隆、足三里。

操作：患者取适当的体位，局部常规消毒后，用平补平泻手法进行针刺治疗。通常每次选取 3~4 个穴位，上述穴位交替使用，捻转进针，得气后留针 20 分钟，留针期间行针 2~3 次，每日治疗 1 次，10 次为 1 个疗程。也可于针刺得气后加电针，持续 15 分钟。

适应证：高脂血症。

〈处方六〉

取穴：足三里、绝骨。

操作：患者取平卧位，局部常规消毒后，用艾灸法进行治疗。通常每次灸 1 侧穴位，两侧穴位交替选用，将艾绒做成黄豆大小的艾炷，每穴灸 3~5 壮，每星期灸治 1~2 次，10 次为 1 个疗程。

适应证：高脂血症。

【处方七】

取穴：主穴取太冲、曲泉、支沟、阳陵泉、中脘、中极。配穴取行间、三阴交、内关、风池、百会等。

操作：患者取适当的体位，局部常规消毒后，进行针刺治疗。通常每次取全部主穴和配穴，或每次取主穴和配穴各一半，上述穴位交替应用，主穴和配穴均以捻转结合大幅度提插的泻法施针，不留针，每日治疗 1 次，连续治疗 10 次为 1 个疗程，休息 3~5 日后，可进行下 1 个疗程。

适应证：肝郁气滞型高脂血症。

【处方八】

取穴：太白、太渊、脾俞、肺俞、丰隆。

操作：患者取适当的体位，局部常规消毒后，进行针灸治疗。采用补法针刺脾俞、肺俞，进针得气后再用点燃的艾条悬灸针柄 5 分钟，以使穴位局部皮肤有温热感；丰隆穴采用泻法，太白、太渊及其他配穴可采用平补平泻手法，针刺得气后留针 15 分钟，留针期间行针 2~3 次。通常每日治疗 1 次，连续治疗 10 次为 1 个疗程，休息 3~5 日后，可进行下 1 个疗程。

适应证：痰湿困脾型高脂血症。

【处方九】

取穴：太冲、太溪、肝俞、肾俞、三阴交、百会。

操作：患者取适当的体位，局部常规消毒后，进行针刺治疗。通常采用捻转之补法针刺肝俞、肾俞，其余穴位用平补平泻之手法施针，以上穴位针刺后均不留针，每日治疗1次，连续治疗10次为1个疗程，休息3~5日后，可进行下1个疗程。

适应证：肝肾阴虚型高脂血症。

【处方十】

取穴：心俞、脾俞、巨阙、足三里、神门、中脘、内关、三阴交、阴陵泉。

操作：患者取适当的体位，局部常规消毒后，进行针刺治疗。针刺心俞、脾俞用补法，阴陵泉用泻法，其余穴位用平补平泻之手法施针，以上穴位针刺后宜留针15~20分钟，留针期间行针2~3次。通常每日治疗1次，连续治疗10次为1个疗程，休息3~5日后，可进行下1个疗程。

适应证：心脾两虚型高脂血症。

18 如何用针刺足三里穴的方法调治高脂血症？

咨询： 前段时间单位体检，发现我胆固醇偏高，后来确诊为高脂血症，我知道首先要管住嘴、迈开腿，同时可选用西药、中药、针灸等方法调治。刚才从网上看到针刺足三里穴能调治高脂血症，准备试一试，请问：**如何用针刺足三里穴的方法调治高脂血症？**

解答： 足三里为足阳明胃经的合穴，是针灸常用的穴位之一，具有健脾和胃，消积化滞，调理气血，化湿祛痰，通经活络，扶正培元等功效，适用于治疗各种胃肠疾病、咳喘、痰多、水肿、半身不遂、高脂血症、肥胖症等。

中医认为脾与胃互为表里，"脾为生痰之源，肺为贮痰之器"，高脂血症多系脾虚湿盛、痰浊瘀滞脉络所致，所以针灸足三里穴具有较好的祛脂减肥作用。有研究表明，采用单独针刺足三里穴的方法治疗高脂血症，具有明显的降低胆固醇和甘油三酯的作用，且能升高高密度脂蛋白胆固醇，其治疗高脂血症的疗效是肯定的。

单独针刺足三里穴是针灸调治高脂血症常用的方法之一，通常每次选取一侧穴位（第1次男患者先针刺左侧足三里，女患者先针刺右侧足三里），两侧足三里穴轮流交替针刺，宜采取平补平泻手法，快速进针，得气后留针20分钟左右起针，留针期间每 5 分钟行针 1 次，每日针刺 1 次，连续调治 20 次为 1 个疗程，治疗期间宜配合饮食调理和运动锻炼。

19 如何用针刺丰隆穴的方法调治高脂血症？

咨询：我是基层医生，前段时间参加基层医生实用中医技术培训，授课老师讲针刺丰隆穴调治高脂血症的效果不错，正好邻居李大爷因高脂血症今天来找我，我想用针刺丰隆穴的方法给他调理一段时间，请您给我讲一讲：如何用针刺丰隆穴的方法调治高脂血症？

解答：丰隆穴为足阳明胃经之络穴，具有祛湿化痰、化浊逐瘀、疏通经络、泄热通腑、祛脂减肥之功效，适用于治疗胸闷胸痛、咳嗽痰多、肥胖症、高脂血症等，单独针刺丰隆穴也是针灸调治高脂血症常用的方法之一。中医认为胃经"主血所生病"，"久病入络，络病治血"，高脂血症的发生与痰浊瘀滞脉络后影响气血运行有关，所以针刺丰隆穴具有一定的降脂作用。

采用单独针刺丰隆穴的方法调治高脂血症，通常每次选取一侧穴位，两侧丰隆穴轮流交替针刺，方法是选取穴位后，取 2.5 寸毫针，常规消毒后，迅速直刺 1~1.5 寸，待针下沉涩紧得气后，施以徐而重的手法，使针感传至脚第二、三趾部，每次留针 20~30 分钟，留针期间每 5 分钟行针 1 次，每日针刺 1 次，连续调治 20 次为 1 个疗程，可调治 1~2 个疗程，治疗期间宜配合饮食调理和运动锻炼，以发挥综合治疗的效能，提高临床疗效。

20 耳穴疗法能调治高脂血症吗？

咨询：我并没有什么身体不舒服，但是前段时间体检时发现患有高脂血症。自从得病后，我特别关注防治高脂血症方面的知识，我知道高脂血症首先要改变不良的生活习惯，听说耳穴疗法方法简单，能调治高脂血症，我不太相信，请问：耳穴疗法能调治高脂血症吗？

解答：耳为宗脉之所聚，十二经脉皆上通于耳，全身各脏腑也都与耳有紧密的联系，当人体内脏或躯体发生病变时，在耳郭相应的部位常出现"阳性反应点"，这些反应点又叫刺激点、压痛点、敏感点等，针灸学称之为"耳穴"。

耳穴的确定是中医学和现代医学相结合的结晶。耳穴在耳郭上的分布，恰似子宫内一个倒置的胎儿，头部向下，臀部向上，其分布规律是与头部相应的穴位在耳垂或耳垂附近，与上肢相应的穴位在耳舟部，与躯干或下肢相应的穴位在对耳轮或对耳轮的上下角，与内脏相应的穴位多集中在耳甲艇或耳甲腔，与消化道相应的穴位则在耳轮脚周围环形排列。

耳穴不仅可以作为诊断疾病的方法，而且还可以通过对耳穴的刺激以达到治疗疾病的目的。通过刺激耳穴以治疗疾病的方法称之为耳穴疗法。耳穴疗法的种类较多，有耳穴按摩、耳穴针刺、耳穴贴压、耳穴温灸等，其中尤以耳穴针刺（简称耳针）和耳穴贴压（简称耳压）应用较为普遍。

耳穴疗法具有应用广泛、作用独特、便捷安全等特点，深受人们的欢迎。高脂血症患者通过选择性地针刺或贴压耳部穴位，能疏通经络气血，调整脏腑功能，恢复机体阴阳平衡，改善血脂代谢，稳定、降低血脂，有效缓解高脂血症患者头晕头沉、神疲乏力等自觉症状。

21 调治高脂血症常用的耳针处方有哪些？

咨询： 我今年56岁，前段时间查出患有高脂血症，正在接受耳针治疗，医生选用的耳穴是肝、胆、脾、交感、内分泌。我听说调治高脂血症的耳针处方有很多，不同类型的高脂血症患者可选用不同的处方，请您给我介绍一下：调治高脂血症常用的耳针处方有哪些？

解答： 耳针治疗高脂血症要取得好的疗效，必须选取恰当的耳穴，治疗高脂血症的耳针处方有很多，不同类型的高脂血症可选用不同的耳针处方。用于治疗高脂血症的耳针处方有很多，下面选取临床较为常用者，从取穴、操作、适应证三方面逐一给您介绍。

处方一

取穴：内分泌、皮质下、神门、交感、心、肝、肾。

操作：按照常用耳穴示意图，找到所选取的耳穴内分泌、皮质下、神门、交感、心、肝、肾的位置，常规消毒后，左手固定耳郭，右手持 0.5 寸短柄毫针，用中等强度进行针刺，深度以穿破软骨但不透过对侧皮肤为度，针刺得气后留针 20~30分钟，留针期间行针 2~3 次。通常每次选取 3~4 个穴位，每日针刺 1 次，两耳穴位轮换针刺，10 次为 1 个疗程，休息 3~5 日，再进行下 1 个疗程。

适应证：高脂血症。

处方二

取穴：肝、神门、交感、胆、脾、胃、三焦、内分泌。

操作：按照常用耳穴示意图，找到所选取的耳穴肝、神门、交感、胆、脾、胃、三焦、内分泌的位置，常规消毒后，左手固定耳郭，右手持 0.5 寸短柄毫针，用中等强度进行针刺，深度以穿破软骨但不透过对侧皮肤为度，针刺得气后留针 20~30分钟，留针期间行针 2~3 次。通常每日针刺 1 次，两耳穴位轮换针刺，10 次为 1 个疗程，休息 3~5 日，再进行下 1 个疗程。

适应证：肝郁气滞型高脂血症。

处方三

取穴：心、脾、神门、皮质下、胃、肺、三焦。

操作：按照常用耳穴示意图，找到所选取的耳穴心、脾、神门、皮质下、胃、肺、三焦的位置，常规消毒后，左手固定耳郭，右手持 0.5 寸短柄毫针，用中等强度进行针刺，深度以穿破软骨但不透过对侧皮肤为度，针刺得气后留针 20~30 分钟，留针期间行针 2~3 次。通常每日针刺 1 次，两耳穴位轮换针刺，10 次为 1 个疗程，休息 3~5 日，再进行下 1 个疗程。

适应证：心脾两虚型高脂血症。

〈处方四〉

取穴：肝、肾、内分泌、心、三焦、胆、膀胱。

操作：按照常用耳穴示意图，找到所选取的耳穴肝、肾、内分泌、心、三焦、胆、膀胱的位置，常规消毒后，左手固定耳郭，右手持 0.5 寸短柄毫针，用中等强度进行针刺，深度以穿破软骨但不透过对侧皮肤为度，针刺得气后留针 20~30 分钟，留针期间行针 2~3 次。通常每日针刺 1 次，两耳穴位轮换针刺，10 次为 1 个疗程，休息 3~5 日，再进行下 1 个疗程。

适应证：肝肾阴虚型高脂血症。

〈处方五〉

取穴：心、小肠、肾上腺、肝、皮质下、内分泌、肾。

操作：按照常用耳穴示意图，找到所选取的耳穴心、小肠、肾上腺、肝、皮质下、内分泌、肾的位置，常规消毒后，左手固定耳郭，右手持 0.5 寸短柄毫针，用中等强度进行针刺，深度以穿破软骨但不透过对侧皮肤为度，针刺得气后留针 20~30分钟，留针期间行针 2~3 次。通常每日针刺 1 次，两耳穴位轮换针刺，10 次为 1 个疗程，休息 3~5 日，再进行下 1 个疗程。

适应证：气滞血瘀型高脂血症。

〈处方六〉

取穴：肝、胆、脾、交感、内分泌。

操作：按照常用耳穴示意图，找到所选取的耳穴肝、胆、脾、交感、内分泌的位置，常规消毒后，左手固定耳郭，右手持 0.5 寸短柄毫针，用中等强度进行针刺，深度以穿破软骨但不透过对侧皮肤为度，针刺得气后留针 20~30 分钟，留针期间行针 2~3 次。通常每日针刺 1 次，两耳穴位轮换针刺，10 次为 1 个疗程，休息 3~5 日，再进行下 1 个疗程。

适应证：高脂血症。

22 调治高脂血症常用的耳压处方有哪些？

咨询： 我今年 55 岁，平时并没有什么不舒服的感觉，但是前段时间单位安排体检，查出患有高脂血症。我听说耳穴贴压法调治高脂血症有较好疗效，准备试一试。我想知道：**调治高脂血症常用的耳压处方有哪些？**

解答： 耳穴贴压法取材方便，简单易学，无须特殊的设备，而且疗效可靠，使用安全，是深受人们喜欢的外治方法。需要说明的是耳穴贴压法选穴要准确，同时贴压也有很多技巧，最好让有经验的医生进行贴压治疗，以保证其安全有效。下面介绍一些调治高脂血症常用的耳压处方，供您参考。

处方一

取穴：神门、内分泌、皮质下、肾上腺、心、脑点、肝、胆。

操作：耳部常规消毒后，用 0.5 厘米 ×0.5 厘米大小的胶布，把王不留行籽分别贴压于神门、内分泌、皮质下、肾上腺、心、脑点、肝、胆穴上。通常两耳穴位交替贴压，4 日更换 1 次，8 次为 1 个疗程，休息 3~5 日，再进行下 1 个疗程。贴压期间每日自行按捏穴位 3~5 次，每次以使耳穴局部有酸胀感为度。

适应证：高脂血症。

处方二

取穴：肝、神门、交感、胆、脾、胃。

操作：耳部常规消毒后，用 0.5 厘米 ×0.5 厘米大小的胶布，把王不留行籽分别贴压于肝、神门、交感、胆、脾、胃穴上。通常两耳穴位交替贴压，4 日更换 1 次，8 次为 1 个疗程，休息 3~5 日，再进行下 1 个疗程。贴压期间每日自行按捏穴位 3~5 次，每次以使耳穴局部有酸胀感为度。

适应证：肝郁气滞型高脂血症。

处方三

取穴：肝、胆、脾、皮质下、交感、内分泌。

操作：耳部常规消毒后，用 0.5 厘米 ×0.5 厘米大小的胶布，把王不留行籽分别贴压于肝、胆、脾、皮质下、交感、内分泌穴上。通常两耳穴位交替贴压，4 日更换 1 次，8 次为 1 个疗程，休息 3~5 日，再进行下 1 个疗程。贴压期间每日自行按捏穴位 3~5 次，每次以使耳穴局部有酸胀感为度。

适应证：高脂血症。

《处方四》

取穴：肝、胆、交感、皮质下、内分泌、神门、心、膈。

操作：耳部常规消毒后，用 0.5 厘米 ×0.5 厘米大小的胶布，把王不留行籽分别贴压于肝、胆、交感、皮质下、内分泌、神门、心、膈穴上。通常两耳穴位交替贴压，4 日更换 1 次，8 次为 1 个疗程，休息 3~5 日，再进行下 1 个疗程。贴压期间每日自行按捏穴位 3~5 次，每次以使耳穴局部有酸胀感为度。

适应证：高脂血症。

《处方五》

取穴：神门、交感、心、肝、脾、肾、内分泌、胃、小肠。

操作：耳部常规消毒后，用 0.5 厘米 ×0.5 厘米大小的胶布，把王不留行籽分别贴压于神门、交感、心、肝、脾、肾、内分泌、胃、小肠穴上。通常两耳穴位交替贴压，4 日更换 1 次，8 次为 1 个疗程，休息 3~5 日，再进行下 1 个疗程。贴压期间每日自行按捏穴位 3~5 次，每次以使耳穴局部有酸胀感为度。

适应证：高脂血症。

《处方六》

取穴：脾、胃、肺、神门、皮质下、心、三焦。

操作：耳部常规消毒后，用 0.5 厘米 ×0.5 厘米大小的胶布，把王不留行籽分别贴压于脾、胃、肺、神门、皮质下、心、三焦穴上。通常两耳穴位交替贴压，4 日更换 1 次，8 次为 1 个疗程，休息 3~5 日，再进行下 1 个疗程。贴压期间每日自行按捏穴位 3~5 次，每次以使耳穴局部有酸胀感为度。

适应证：心脾两虚型高脂血症。

23 应用耳针耳压疗法调治高脂血症应注意什么？

咨询： 我近段时间总感觉头晕、身体困乏，经检查发现患有高脂血症。我不想用药，担心有不良反应，听说耳针和耳压疗法都能调治高脂血症，我想用耳针或耳压的方法试一试，但不知道有什么注意事项，麻烦您告诉我：应用耳针耳压疗法调治高脂血症应注意什么？

解答： 耳针和耳压疗法确实都能调治高脂血症，您患有高脂血症，可以用耳针或耳压的方法调理一段时间试一试。耳针耳压疗法调治高脂血症虽然方法简单易行，但若使用不当，不仅会影响疗效，还可引发不良反应，通常情况下耳针耳压都是由有经验的针灸医生进行操作治疗的。为了保证耳针耳压疗法调治高脂血症安全有效，在使用耳针耳压疗法调治高脂血症时，应注意以下几点。

（1）注意常规清洁消毒：在进行耳针耳压治疗时，应对耳郭皮肤、所用治疗针具、压料以及施术者的双手进行常规消毒，以预防交叉感染及耳部感染的发生。如耳部出现感染者，应及时进行对症处理。

（2）恰当选取耳部穴位：应用耳针耳压疗法调治高脂血症时，要结合耳穴的功能及主治病证等，选择适当的耳穴进行针刺或贴压治疗。在耳穴处方确定后，可用探针、火柴头、针柄等，在选用的穴区内寻找反应点（压痛点）。

（3）注意耳穴治疗禁忌：耳针耳压疗法安全有效，并无绝对禁忌证，但对过度疲劳、衰弱，极度紧张、敏感，老年体弱者，以及孕妇特别是有习惯性流产史的孕妇等，禁用耳针疗法。耳部有炎症及冬季有冻疮者，均不宜采用耳针耳压疗法。对胶布、麝香止痛膏等贴用材料过敏者也不宜用耳针耳压疗法。

（4）耳压者宜定时刺激：应用耳压疗法者，在贴压耳穴期间应每日定时按压耳穴，要求手法轻柔、适度，节律均匀，按压后以有酸、麻、胀、痛、灼热的感觉为宜，严防手法力度过重损伤耳部皮肤。注意在晚睡前半小时按压耳穴1次，以提高疗效。

（5）耳针者注意防晕针：耳针疗法虽然刺激较轻，但也可发生晕针，所以应注意晕针的预防和处理。初次接受耳针治疗和精神紧张者，应先做好思想工作，消除顾虑，正确选择舒适持久的体位(尽可能采取卧位)，取穴不宜太多，手法不宜过重，过度饥饿、疲劳者不予针刺，一旦出现晕针，应及早进行处理。

（6）注意配合其他疗法：耳针耳压疗法调治高脂血症的作用有限，单独应用者较少。在应用耳针耳压疗法的同时，应注意与药物治疗、饮食调理、运动锻炼等治疗调养方法配合，以发挥综合治疗的优势，提高临床疗效。

24 推拿或按摩能调治高脂血症吗？

咨询： 我今年 57 岁，近段时间总感觉头晕、身体困乏，前几天到医院就诊，经检查血脂、血糖、头颅 CT 等，确诊为高脂血症。我在管住嘴、迈开腿的同时，正在服用降血脂药治疗，我想在服药同时也试试其他疗法。请问：**推拿或按摩能调治高脂血症吗？**

解答： 推拿是通过按、压、拿、摩等手法作用于人体体表的特定穴位或部位，给机体一定的良性刺激，以调节人体的生理、病理状态，达到防病治病目的的一种独特治疗方法。

运用推拿治疗调养疾病在我国已有悠久的历史，由于其方法简便，行之有效，适应证广泛，不需要耗费过度的精力，不增加患者的经济负担，也不会产生明显的不良反应，可随时随地来做，老少皆宜，所以深受人们的欢迎。随着研究的不断深入，推拿的应用范围日益扩大，推拿的方法不断变换增多。现今，推拿不仅是中医治疗疾病的常用方法，也是现代家庭用以解除疲劳、缓解病痛和保健强身的重要手段，更是一种享受。

推拿疗法不仅可治疗跌打损伤、腰膝酸痛等外伤科疾病，也可治疗内科、儿科、妇科等疾病。按摩疗法确实能调治高脂血症，高脂血症患者通过适宜的推拿，一定程度上能提高静息代谢率，加快动用储存脂肪，加速脂肪组织的利用，减少皮下脂肪的积聚，达到减肥和调整血脂代谢，降低血脂，改善或消除高脂血症患者头晕头沉、神疲乏力等自觉症状的目的。

高脂血症患者也可在医生的指导下进行自我按摩调养，近年来更有高级电子按摩器、多功能按摩器等新的按摩器具不断涌现。在应用推拿或按摩疗法调治高脂血症时，应注意与药物治疗、饮食调养、运动锻炼等其他治疗调养方法相配合，以发挥综合治疗的优势，提高临床疗效。

25 应用推拿或按摩疗法调治高脂血症应注意什么？

咨询：我患有高脂血症，正在服用降血脂药物，近段时间不知为什么，不仅血脂波动明显，还总感觉头晕、身体困乏。我听说服用降血脂药物的同时配合推拿或按摩，能降低、稳定血脂，消除头晕、身体困乏，准备试一试。我想知道：应用推拿或按摩疗法调治高脂血症应注意什么？

解答：推拿或按摩疗法简单易行，轻松舒适，不需耗费过度的精力，不增加患者的经济负担，所以深受人们的欢迎。当然，若使用不当，不仅难以达到应有的治疗保健效果，还会对人体造成伤害。为了获得满意的疗效，避免意外事故发生，在应用推拿或按摩疗法调治高脂血症时，应注意以下几点。

（1）选择适宜环境和体位：在实施推拿或按摩疗法调治高脂血症时，应选择在安静、幽雅、空气清新的环境中进行，要采取放松舒适的体位。寒冷季节推拿或按摩时，应注意室内温度，以防受凉感冒。

（2）采用适宜的手法：应用推拿疗法调治高脂血症应根据病情辨证论治，按补泻的不同正确施用手法，切不可不加分析地乱用。要根据不同的要求选用不同的手法，同时手法应力求轻柔和缓，动作宜轻、慢，节律要均匀，保持适宜的用力强度，用力不宜过大，切忌用重力或蛮力。自我按摩应在医生的指导下，在了解注意事项并掌握操作要领后进行。

（3）注意禁忌证：对一般的高脂血症患者而言，均可采用推拿或按摩疗法进行调治，但也有其禁忌证。通常情况下，严重内科疾病，如有严重心、脑、肺疾病等，应慎用或禁用推拿或按摩疗法；传染病如肝炎、结核等或某些感染性疾病如丹毒、骨髓炎等，禁用推拿或按摩疗法；恶性肿瘤、伴有出血倾向的血液病患者也禁用推拿或按摩治疗；皮肤病患者、妊娠期妇女等也不宜应用推拿或按摩疗法。此外，年老体弱、久病体虚以及过饥过饱、酒醉之后均不宜用推拿或按摩疗法。

（4）持之以恒缓图以功：推拿或按摩疗法调治高脂血症起效较慢，所以要做到持之以恒，保证治疗的连续性，切忌三天打鱼，两天晒网。只有坚持不懈地治疗，才能达到调整血脂代谢，降低血脂的目的。

（5）注意与其他疗法配合：推拿或按摩疗法虽然安全有效，但其作用相对较弱，取效较慢，通常应与药物治疗、饮食调养、运动锻炼等治疗调养方法配合应用，以充分发挥综合治疗的优势，提高临床疗效。

26 怎样用四步按摩法调治高脂血症？

咨询： 我患高脂血症已很长一段时间，正在服用西药洛伐他汀治疗，血脂控制得还不错，但还是总感觉头晕头沉、身体困乏，听说四步按摩法不仅能降低、稳定血脂，还能改善自觉症状。我准备按摩一段时间试一试，请问：**怎样用四步按摩法调治高脂血症？**

解答： 四步按摩法参考自李亚平主编的《高血压中医保健》一书，此法具有减肥、降脂、降压之功效，坚持应用此法进行按摩，对肥胖症、高脂血症以及高血压均有一定的治疗调养作用。高脂血症患者，尤其是体质较胖、伴有高血压的高脂血症患者，可在医生的指导下进行按摩。下面是其具体按摩方法。

第一步：患者取适当的体位，采用一指禅推法，从印堂穴直线向上到发际，往返5次；再从印堂穴沿眉弓至太阳穴，左右各往返3次；接着采取抹法，在前额、上下眼眶及鼻翼旁，从人体前正中线向两侧分别轻抹2分钟左右；继而采用扫散法，在两侧头颞部各施术1分钟。

第二步：患者取适当的体位，采用抹法，在两侧桥弓（自乳突沿胸锁乳突肌至同侧胸锁关节）自上而下轻抹30次；再采用五指拿法，从前发际开始缓慢向后发际提捏，由前向后共6遍；接着采用一指禅推法，从颈后风府穴沿颈椎向下推至大椎穴，往返5遍；然后采用揉法，在颈椎两侧，上下反复按揉

5遍；最后采用三指拿法，在风池、天柱上各施术1分钟。

第三步：患者取适当的体位，采用揉法，按揉双侧肺俞、心俞、膈俞各1分钟；接着按揉两侧曲池、内关各1分钟；然后采用全掌擦法，在肩背部横擦约3分钟，以治疗部位有温热感为度；随后采用小鱼际擦法，在肾俞、命门及整个腰骶部横擦约3分钟，以局部有温热感为度；最后采用小鱼际擦法，在足底之涌泉上加压摩擦约2分钟，以足心有温热感为度。

第四步：患者取适当的体位，采用一指禅推法，在中脘、大横上各施术2分钟；接着采用揉法，在气海、关元上各施术2分钟；最后采用掌摩法，在腹部按顺时针方向摩动3分钟。

以上四步可依顺序全部操作，每天1次或隔日1次，也可将第一、第三步分为一组，第二、第四步分为一组，每天操作一组。上述四步按摩法，可由医生操作，也可由患者家属操作，高脂血症患者只要坚持按摩，同时配合饮食调养和运动锻炼，定能收到较好的降低血脂、改善或消除自觉症状的效果。

27 怎样用延年九转保健按摩法调治高脂血症？

咨询：我在前段时间体检时发现患有高脂血症，医生交代一定要注意控制饮食，坚持运动锻炼，按时服用降血脂药物。我看有的书上介绍了延年九转保健按摩法配合治疗高脂血症可收到较好疗效。请问：**怎样用延年九转保健按摩法调治高脂血症？**

解答：延年九转保健按摩法是以神阙、中脘、上脘、下脘为重点，自我按摩脘腹的一种方法。此法具有理气宽中、健脾和胃、调和气血、调整脏腑功能、促进机体新陈代谢等作用，对慢性胃炎、胃及十二指肠溃疡、胃肠功能紊乱、高脂血症、糖尿病、慢性胆囊炎等多种慢性病有较好的调治作用，也是高脂血症患者自我保健的好办法。

高脂血症患者可将延年九转保健按摩法与药物治疗、饮食调养和运动锻炼结合应用。练习延年九转保健按摩法时要凝神静虑，初作轻摩缓动，呼吸自然，姿势1~8节以正身仰卧为主，也可采取自然站式。依次做完前8节为1度，每次可做2~3度，最后以第9节摇身为止。通常每日做1~3次，不要间断，做第9节时不可急摇用力，同时孕妇不宜应用。延年九转保健按摩法共分9节，下面是其具体按摩方法。

（1）以两手食指、中指、无名指3指按心窝（剑突下），由左向右顺摩圆，共转21次。

（2）以两手食指、中指、无名指3指，由心窝顺摩圆而下，边摩边移，摩至耻骨联合处止。

（3）以两手食指、中指、无名指3指，由耻骨联合处向两边分摩而上，边摩边移，摩至心窝两手交接为度。

（4）以两手食指、中指、无名指3指，由心窝向下，直推至耻骨联合处21次。

（5）以脐为中心，用右手由左下向右上绕摩脐腹21次。

（6）以脐为中心，左手由右下向左上绕摩脐腹21次。

（7）以左手叉腰，拇指向前，其余4指向后，轻轻捏定，以右手食指、中指、无名指，自乳下直推至大腿根21次。

（8）以右手叉腰，拇指向前，其余4指向后，轻轻捏定，以左手食指、中指、无名指，自乳下直推至大腿根 21 次。

（9）自然盘坐，两手握拳分按两膝上，两足趾稍收屈，将上身自左前向右后旋转 21 次，然后再自右前向左后旋转 21 次，摇身时可以逐渐将身向前后倾出，即向前摇时可将胸肩摇出膝前，以至摇伏膝上，向后摇时也尽量后仰。

28 怎样用上中下三部按摩法调治高脂血症？

咨询：我是个高脂血症患者，喜欢用按摩调理身体，所以想在服用降血脂药物的同时配合按摩调理一下。我偶然看到上中下三部按摩法能调治高脂血症，想要问问：怎样用上中下三部按摩法调治高脂血症？

解答：上中下三部按摩法分按摩头颈及上肢、按摩背部和腹部以及按摩下肢三部分进行按摩治疗，坚持应用不仅能降低、稳定血脂，还能稳定血压，缓解高脂血症、高血压患者头晕头沉、身体困乏、心烦失眠等自觉症状，是调治高脂血症、高血压的常用方法之一。上中下三部按摩法通常每日按摩 2 次，分早、晚进行，宜长期坚持。您想知道怎样用上中下三部按摩法调治高脂血症，下面给您介绍一下具体操作方法。

患者取适当的体位，首先按摩头颈及上肢，施术者用五指拿法从前发际缓慢移动拿向后发际，反复操作 3~5 次，点揉印堂、百会、风府各 1 分钟；用双手手指抹前额 6~10 次，用双掌从太阳向风池推 4~6 次，并点揉太阳、风池各 1 分钟；之后由风府向下，拿捏颈项部 2~3 分钟；由肩井经曲池，拿搓上肢至手部，并点揉肩井、曲池、内关、神门、合谷各半分钟。

接着按摩背部和腹部，先由身柱至命门，用拇指平推背部脊柱两侧肌肉，从上向下，反复操作 3~5 次，并点按身柱、命门各半分钟；之后用掌根缓缓揉摩整个腹部 3~5 分钟，并点按右梁门 1~3 分钟。

最后按摩下肢部，先用双手握住左侧大腿根部，两手一边按揉大腿两侧肌肉，一边向小腿推按，从上向下推按至足踝，如此反复操作 3~5 次，并点揉足三里、承山、三阴交各半分钟；之后用同样的方法按摩右下肢。随之搓揉双足底之涌泉各 1 分钟，结束治疗。

29 怎样用背部推按法调治高脂血症？

咨询： 我今年 58 岁，患高脂血症已 3 年，一直坚持服用降血脂药物，血脂控制得还不错，不知为什么近段时间总感觉身体困乏。昨天我听说用背部推按法调理高脂血症效果很好，想进一步了解一下，请问：**怎样用背部推按法调治高脂血症？**

解答： 背部推按法以背部为重点进行推拿按摩，具有活血化瘀、疏通经络、缓急止痛、调整脏腑功能、促进新陈代谢等作用，是临床常用的保健养生法之一。高脂血症患者坚持应用背部推按法进行治疗，可改善血脂代谢，对降低血脂大有好处。背部推按法通常每日操作 1~2 次，以下为操作方法。

患者取坐位或俯卧位，施术者立于患者背后或适当位置，由上而下进行操作。用两手食指和中指按住患者的两侧肩井，用右手拇指缓推风府、哑门 10~15 次，之后用左右手拇指共同按住大椎，并用力按压，使患者感觉有气下行为止，时间约半分钟至 1 分钟。

仍用两手食指和中指按住患者的两侧肩井，两手拇指按住两侧风门揉拨，时间约 1 分钟；而后用右手拇指和食、中指按住两侧风门部位的大筋，用左手拇指和中指先扣按两侧肺俞，时间约半分钟，再扣按两侧膏肓部位的筋不动，右手拇指和食指、中指顺背伸肌向下按拨，到两侧膏肓即扣住不动，随即用左手拇指和中指按住两侧脾俞部位的大筋，右手拇指和食、中指，由膏肓顺其背伸肌向下按拨至两侧脾俞为止。

接着用右手中指按住大椎穴部位，用左手拇指、食指和中指扣按住肾俞部位，往里合按住不动，时间约 1 分钟；继而用两手掌从上到下顺推脊背部 3~4 次。然后先用右手拇指按压患者第 6 颈椎右侧面的血压点（第 6 颈椎旁开 2 寸）半分钟，再用左手拇指按压第 6 颈椎左侧面的血压点半分钟；用双手拇指按压大椎，双手中指按压两肩井，时间约 1 分钟。最后用双手拇指按压两侧肺俞，同时向上提拨 1 分钟，结束治疗。

30 怎样用三线循经按摩法调治高脂血症?

咨询: 我患高脂血症已6年，一直坚持服药治疗，血脂控制得还不错，不知为什么近段时间总感觉头晕、身困乏力。我听说配合三线循经按摩能降低、稳定血脂，缓解头晕、身困乏力等诸多身体不适，我想试一试，请问：怎样用三线循经按摩法调治高脂血症?

解答: 三线循经按摩法以穴位为重点，从身体两侧、前部、背部由上到下进行按摩，是调治高脂血症常用的按摩方法之一。

采用三线循经按摩法进行按摩，操作时患者取适当的体位，五指并拢，用双手掌或单手掌擦法，按两侧和前、后3条线的顺序，自上而下用指腹和手掌擦摩。通常每次按摩3~6遍，每日操作2次，分早、晚进行，宜长期坚持。

第一条线：从头两侧的头维穴开始，向下按头两侧→颈两侧→两肩→两上臂→肘关节→两前臂→腕关节→两手→十指的顺序，依次擦摩，并依次点揉头维、承灵、风池、肩井、肩髃、曲池、内关各20秒。

第二条线：从面部的印堂开始，向下按面部→颈前→胸部→腹部→两大腿前部→膝关节→两小腿前部→足背→十足趾→两小腿内侧→两大腿内侧的顺序，依次擦摩，并依次点揉印堂、承浆、廉泉、膻中、中脘、气海、髀关、犊鼻、条口、解溪、厉兑、三阴交、阴陵泉、箕门各 20 秒。

第三条线：从头部的后顶穴开始，向下按后顶部→项部→背部→腰部→两大腿后部→腘窝→两小腿后部→足跟→足心的顺序，依次擦摩，并依次点揉后顶、风府、大椎、身柱、命门、阳关、承扶、委中、承山、涌泉各 20 秒。

31 怎样用头颈腰肢推拿法调治高脂血症？

咨询： 我平时并没有什么身体不舒服，但前段时间单位安排体检，发现患有高脂血症。自从得病后，我特别关注高脂血症的防治知识，我知道高脂血症首先要管住嘴、迈开腿，听说头颈腰肢推拿也能调治高脂血症，想了解一下，请问：怎样用头颈腰肢推拿法调治高脂血症？

解答： 头颈腰肢推拿法以风府、后顶、百会、前顶、神庭、本神、头维、脑空、风池、大椎、长强、大杼、气海俞、肾俞、脾俞、肝俞、心俞、肩髃、曲池、内关、合谷、足三里、三阴交、太冲、涌泉为重点穴位，按头颈、腰部和四肢的顺序进行按摩治疗，通常每日操作 1~2 遍，坚持应用对多种慢性病具有一定的调养作用。头颈腰肢按摩法具有疏通经络气血、调整脏腑功能、改善新陈代谢、恢复机体阴阳平衡等功效，高脂血症患者在饮食调养、运动锻炼的基础上，坚持应用此法进行推拿，确实能达到改善血脂代谢、稳定血脂、降低血脂、缓解高脂血症患者头晕头沉和神疲乏力等自觉症状的目的。下面是具体操作方法。

患者取坐位，头微仰，闭目，施术者立于其后，双手拇指相并，其余4指置于头两侧颞部，分别按揉风府、后顶、百会至前顶，止于神庭，然后双手拇指分向两边，揉按两侧的本神、头维、脑空至风池，每次揉按3~5分钟。接着在头顶部用五指拿法，至颈项部改用三指拿法，从百会向后下方，再沿颈椎两侧拿至大椎两侧，重复3~4次，并重点按摩百会、风池、大椎。继之用一指禅推法，从风府沿颈椎向下至大椎往返治疗，时间约2~3分钟。

患者再取俯卧位，施术者坐于患者一侧，从长强开始，用手掌大小鱼际部沿脊柱向上推按至大杼，再由大杼向下推按至长强，如此反复2~3次，并重点按点气海俞、肾俞、脾俞、肝俞、心俞。之后从足三里开始至足踝部，用拿捏法拿捏双下肢小腿，并分别点按足三里、三阴交、太冲、涌泉3~5次。最后患者取坐位，伸出前臂，施术者一手托住患者前臂，另一手拇指按揉肩髃、曲池、内关、合谷各1分钟，结束治疗。

32 如何用降脂消积吐纳结合法调治高脂血症?

咨询: 我今年50岁,前段时间单位安排体检,查出患有高脂血症,我从网上看到降脂消积吐纳结合法能调治高脂血症,准备试一试,但不知道具体操作方法,请问:如何用降脂消积吐纳结合法调治高脂血症?

解答: 降脂消积吐纳结合法将呼吸运动与按摩有机地结合起来,坚持练习可达到减肥、祛脂、降压之目的,也是高脂血症自我调养的好方法。高脂血症患者若能将降脂消积吐纳结合法与饮食调理、运动锻炼相配合,每日练习那么2~3遍,持之以恒地应用,定能降低血脂、改善高脂血症患者的自觉症状。下面是具体练习方法。

(1)调身调心调息:先做调身调心调息,患者取坐位,膝部以保持90度角为合适,双脚自然分开,右手握拳,左手抱右拳,将额头枕于拳心,双肘撑在双膝上或身前桌上。患者集中注意力,先舒一口气,然后臆想最愉快的事1~2分钟,并保持自然呼吸,接着意念集中于呼吸,先随意吸一口气,再由口细、长、匀地呼出,当呼至八九成时,停1~2秒钟,再短呼出,此时意念在收腹上,应尽量收腹。之后,用鼻细、长匀地吸气,至七八成时,停1~2秒钟,再短吸一口,同时逐渐挺腹至最大限度。以调身调心调息可反复进行,每次可做15~20分钟。

（2）三种自我按摩：调身调心调息之后，接着可采用干浴面、干梳头、鸣天鼓三种按摩锻炼方法进行锻炼，可单独用其中的一种，也可同时用三种，但应循序渐进，坚持按摩。

干浴面：双手搓热，掌心贴于额部，并逐渐按以下顺序擦，沿鼻旁、下颌、下颌角、耳前、目外眦直至额角。上述动作宜反复擦动 20~30 次。

干梳头：将十个指头之指腹部贴于前发际，从梳前发际梳至头顶，再梳到后发际，之后梳两侧头部。上述动作宜重复 20~30 次。

鸣天鼓：双手捂双耳，手指贴于枕部，食指叠于中指上，向下滑动敲于枕部两侧（相当于风池的部位），耳中有"咚咚"之音。上述动作宜重复 20~30 次。

第三章
自我调养高脂血症

俗话说，疾病三分治疗，七分调养。这足以说明自我调养在疾病治疗中的重要性。如何选择适合自己的调养手段，是广大高脂血症患者十分关心的问题。本章详细解答了高脂血症患者自我调养过程中经常遇到的问题，以便在正确治疗的同时，恰当选择调养手段，只有这样做，才能消除高脂血症引起的诸多身体不适，保证身体健康。

01 高脂血症患者为什么要重视饮食调养？

咨询： 我前段时间参加体检，发现胆固醇增高，后来确诊为高脂血症。医生说我应该改变不良的生活习惯，加强运动锻炼，重视饮食调养，并特别交代饮食调养是高脂血症综合治疗的重要方面，必须高度重视。我不太明白，请问：**高脂血症患者为什么要重视饮食调养？**

解答： 这里首先告诉您，合理的饮食营养对高脂血症患者来说确实十分重要，高脂血症患者必须重视饮食调养。饮食调养又称"饮食疗法""食物疗法"，简称"食疗"，它是通过改善饮食习惯、调整饮食结构，采用具有治疗作用的某些食物（疗效食品）或适当配合药膳，来达到治疗疾病、促进健康、增强体质的目的。

人们常说"民以食为天"，粮油米面、瓜果蔬菜、盐酱醋茶，我们每天都要与之打交道。饮食在人类生活中占有非常重要的地位，食物是人体生命活动的物质基础，可改善人体各器官的功能，维持正常的生理平衡，调整患病的机体。我国自古以来就有"药食同源"之说，中医学十分重视饮食调养，早在《黄帝内经》中就有"五谷为养，五果为助，五畜为益，五菜为充"的记载，提出合理的配膳内容有利人体的健康。唐代伟大的医学家孙思邈认为："凡欲治疗，先以食疗，既食疗不愈，后乃用药尔。"清代医家王孟英也说："以食物作药物，性最平和，味不恶劣，易办易服。"这些都说明了饮食调养对人体的健康、疾病的治疗具有特别重要的作用。食疗可以排内邪、安脏腑、清神志、资血气。了解食物的基本营养成分和性味作用，用食平疴，怡情遣病，是自我调养中最高明的"医道"。

饮食不当、嗜食肥甘厚味是高脂血症发生的重要因素，遵循饮食宜忌而调理之，是治疗调养高脂血症，使之恢复到正常血脂水平，防止或推迟出现动脉粥样硬化、冠心病、脑卒中等心脑血管疾病的重要措施。合理的饮食对高脂血症患者是十分必要的，所以高脂血症患者必须重视饮食调养，注意选用药膳进行调治。

02 高脂血症患者的饮食调养原则是什么？

咨询： 我前段时间参加体检，发现患有高脂血症，正在服用辛伐他汀治疗。我明白饮食调养对高脂血症患者十分重要，也很想注意饮食调养，就是不知道如何是好，听说高脂血症患者的饮食调养是有一定原则的，我想问问：高脂血症患者的饮食调养原则是什么？

解答： 的确像您所说的那样，饮食调养对高脂血症患者十分重要，高脂血症患者的饮食调养是有其原则的，现将高脂血症患者的饮食调养原则简单介绍如下，供您参考。

（1）根据中医辨证进食：食物有寒热温凉之性和辛甘酸苦咸五味，其性能和作用是各不相同的，因此在进行饮食调养时，必须以中医理论为指导，根据高脂血症患者的特点，在辨证的基础上立法、配方、制膳，以满足所需的食疗、食补及营养的不同要求，做到合理搭配，切勿盲目乱用。

（2）纠正不合理的膳食结构：膳食是影响血脂的重要因素，因此纠正不合理的膳食结构在高脂血症的防治中占有十分重要的地位。脂肪的摄入过多、总热量过多、饮酒等，均是引起血脂升高的膳食因素。在高脂血症的饮食调理中，应注意限制总热量，减少脂肪的摄入，并控制饮酒。

（3）做到饮食有度、防止偏食：美味佳肴固然于身体有益，但不一定就等于无害。饮食虽然可以调养疾病，但若食之过量或偏食，则会导致阴阳失调、脏腑功能紊乱，从而诱发新的病症。因此，饮食要有节制，不能一见所喜就啖饮无度。食疗也要讲究疗程，不宜长时间单纯食用某一种或某一类食物，要防止食疗过程中的偏食。

（4）注意配合其他治疗方法：饮食调养既不同于单纯的食物，也不同于治病的药物，故在应用过程中需要根据病情全面考虑。饮食调养的作用较弱且局限，在饮食调养的同时，应注意与药物治疗、起居调摄、运动锻炼等其他治疗调养方法配合应用，以发挥综合治疗的效能，提高临床疗效。

03 高脂血症患者饮食调养的"一个平衡、五个原则"是什么？

咨询： 我患有高脂血症，以前总认为饮食调养就是少吃肥腻食物，多吃蔬菜水果，但医生说我的看法并不准确，高脂血症患者饮食调养有"一个平衡、五个原则"。请您告诉我：高脂血症患者饮食调养的"一个平衡、五个原则"是什么？

解答： 饮食不当不仅是高脂血症发生的重要因素，也不利于高脂血症的治疗和康复。高脂血症患者在日常生活中必须重视饮食调养，做到吃得明白、吃得健康，知道"一个平衡、五个原则"。一个平衡是指平衡饮食，五个原则是指低热量、低胆固醇、低脂肪、低糖、高纤维素。

（1）平衡饮食：有相当一部分高脂血症患者为了治疗调养的需要，完全素食、偏食，其实这是个误区，对身体的健康反而不利。我们从饮食中获得的各种营养素应该种类齐全，荤素搭配，粗细搭配，比例适当，结构合理。

（2）五个原则：五个原则即低热量、低胆固醇、低脂肪、低糖、高纤维素，此乃调养高脂血症必须遵守的原则。

·低热量：对体型肥胖的高脂血症患者，应适当减少总热量的摄入以控制、减轻体重，这对高脂血症的治疗调养十分有利。

·低胆固醇：蛋黄、动物内脏等含胆固醇较多，吃这些食物对高脂血症的治疗不利，应尽量少吃或不吃。

·低脂肪：应注意低脂肪饮食，避免因饮食引起血脂升高；不过酸奶、含有大量不饱和脂肪酸的海鱼等具有降低胆固醇的作用，还是可以适当多吃的。

·低糖：糖给机体提供热量，高糖饮食易使机体热能过剩，进而影响高脂血症的治疗和康复，所以应注意低糖饮食。

·高纤维素：膳食纤维可以阻止胆固醇的吸收，降低血胆固醇的含量，有利于高脂血症的治疗，所以应注意适当多吃高纤维素饮食。

04 具有降血脂作用的食物有哪些？

咨询： 我的身体并没有什么不舒服，但前段时间单位安排体检，发现患有高脂血症。我知道有些食物具有降血脂作用，很适合高脂血症患者食用，有些食物则不利于调节血脂。请您给我讲一讲：<u>具有降血脂作用的食物有哪些</u>？

解答： 的确，有些食物具有降血脂作用，很适合高脂血症患者食用，而有些食物则不利于调节血脂。适当多吃具有降血脂作用的食物，注意避开不利于调节血脂的食物，是高脂血症患者饮食调养的重要一环。下面选取几种日常生活中我们常吃的具有降血脂作用、有益于高脂血症患者的食物，逐一简要介绍，供您参考。

（1）荞麦：荞麦又称玉麦、三角麦、乌麦，是蓼科植物荞麦的种子。其味甘、性凉，具有降气宽肠、开胃消积、清热除湿之功效。荞麦虽是粗粮，热量较低，但营养丰富，是不可多得的保健食品。

荞麦中蛋白质的含量与大米相当，但人体必需的赖氨酸含量较高。荞麦中所含的脂肪主要是对人体有益的油酸和亚油酸，具有降低血脂的作用。荞麦中含有芦丁和烟酸，有降低血脂中胆固醇的作用。荞麦中还含有较多的无机盐，尤其是磷、铁、镁等，具有保护血管和抗血栓形成的作用。流行病学调查表明，在以荞麦为主食的地区，高脂血症、高血压病的发病率较低，常食荞麦有助于预防和治疗高脂血症、动脉粥样硬化、高血压病、冠心病、脑卒中等心脑血管疾病。

荞麦的吃法较多，可制成馒头、饼食用，也可做成面条、粥等食用。

（2）绿豆：绿豆又名青小豆、植豆、文豆等，是豆科植物绿豆的种子。其味甘、性凉，具有清热解毒、止渴祛暑、利水消肿、降压明目等功效，是夏季常用的消暑佳品，也是高脂血症、高血压病以及内热失眠、胃肠积热便秘等患者的保健食品。

绿豆的营养价值很高，据测定每100克绿豆中含蛋白质23克，脂肪0.8克，糖类60克，钙80毫克，磷360毫克，铁70毫克，此外还含有胡萝卜素、多种维生素等。绿豆是高钾低钠食品，钾钠比值高达200以上，能降低血压，维持血压的稳定。动物实验证明，绿豆粉能有效降低高脂血症家兔的血清胆固醇、甘油三酯和低密度脂蛋白，明显减轻冠状动脉粥样硬化病变。临床观察发现，高脂血症患者每日进食50克绿豆，血清胆固醇可有明显下降。因此，高脂血症、高血压病及冠心病等患者宜多食绿豆。

绿豆的吃法有多种，除制成豆沙、糕点、粉丝，做绿豆粥、饭外，也可发成绿豆芽炒食，味道更鲜美，营养也更丰富。

（3）玉米：玉米又称苞谷、苞米、棒子、玉蜀黍，是乔本科植物玉蜀黍的成熟果实。其味甘、性平，具有降糖降脂、健脾益胃、通便利尿、益肺宁心，抗动脉粥样硬化等功效。

玉米的营养较为丰富，每 100 克玉米含蛋白质 8.5 克，脂肪 4.3 克，淀粉 72.2 克，还含有较丰富的维生素 B_1、维生素 B_2、维生素 B_6、维生素 E、胡萝卜素、纤维素以及钙、磷、铁、硒等。玉米所含的脂肪主要是不饱和脂肪酸，其中 50% 为亚油酸，亚油酸可抑制胆固醇的吸收。玉米油含维生素 E 较多，长期食用可降低血中胆固醇，软化血管，是高脂血症、高血压病、冠心病、肥胖症患者和老年人的理想食用油。现代研究表明，多食玉米可预防高脂血症、高血压病、冠心病、心肌梗死的发生，并具有延缓细胞衰老和脑功能退化的作用。玉米作为高脂血症患者的优质食品，由于和中、开胃、利尿、清湿热的作用显著，对中医辨证属痰浊内蕴型的高脂血症患者尤为适宜。

为了降低血脂，高脂血症患者应适当多吃玉米面、玉米油。应当注意的是，玉米中缺少一些人体必需的氨基酸，如色氨酸、赖氨酸等，单食玉米易致营养失衡，所以应注意与豆类、大米、小麦面等混合食用，以提高其营养价值。

（4）燕麦：燕麦又称雀麦、野麦、野大麦，是禾本科植物燕麦的种子。其味甘、性平，具有补益脾胃、敛汗止血之功效，因其营养丰富，易于消化，所以是体弱多病者常食的一种保健食品。

现代研究表明，每 100 克燕麦中含蛋白质 15.6 克，脂肪 3.2 克，糖类 66.7 克，其中钙、磷、铁、维生素 B_1、维生素 B_2 及烟酸等的含量也很高。燕麦中不仅富含膳食纤维和植物蛋白，还含有对人体有益的亚油酸，所以燕麦有抑制胆固醇升高和保护血管的作用。高脂血症患者宜经常食用燕麦。

燕麦的吃法较多，即可制成馒头、饼食用，也可做成面条、粥等食用。

（5）红薯：红薯又称白薯、地瓜、番薯、甜薯，为薯科植物甘薯的块茎。其味甘、性平，具有补中益气、健脾和胃、生津通便，活血通络之功效。红薯在我国曾广泛种植，是 20 世纪 60~70 年代的主要粮食作物。近年来随着人们生活水平的提高，红薯逐渐被精米、白面所替代。但是，心脑血管疾病、糖尿病等"富贵病"患病率的增高，使人们认识到长期食用精制主食会对健康产生不利影响，而红薯因其良好的营养和医疗保健价值重新引起了人们的重视。

现代研究表明，红薯含营养素种类较多，每 100 克红薯中含蛋白质 15 克，糖类 25 克，钙 18 毫克，膳食纤维 13 克，其维生素 A 及维生素 B_1、维生素 B_2 的含量比大米和白面还高。红薯的主要成分是淀粉，易被人体消化吸收和利用。红薯可提供给机体大量胶体和黏多糖类物质，能保护黏膜，提高机体免疫力，促进胆固醇的排泄，保持血管壁的弹性，避免过度肥胖，降低血脂、血压，防止动脉粥样硬化。同时红薯还可改善脑细胞功能，延缓智力减退。经常食用红薯可预防心脑血管疾病，减少皮下脂肪。

由于红薯中含有"气化酶"，进入胃肠道后容易产气、产酸，只有煮熟蒸透后"气化酶"才被破坏，其中的淀粉也才能被很好地消化吸收。所以红薯宜熟吃而不要生吃，且不宜吃得过多，以免引起反酸、腹胀及排便过多等。

（6）木耳：木耳又称黑木耳、黑菜、木娥、树鸡等，有野生和人工栽培之分，我国各地均有出产。因其生长在桑、槐、榆、楮、柳等朽木之上，故又有"五木耳"之称。木耳是木耳科植物木耳的子实体，其味甘、性平，具有补气益智、滋养强壮、补血活血、润燥化痰、凉血止血、润肠通便等多种功效，是不可多得的营养保健食品。

现代研究表明，木耳含有蛋白质、脂肪、糖类、粗纤维、胡萝卜素、维生素 B_1、维生素 B_2 以及钾、钠、钙、磷等，其味道鲜美，营养丰富，被誉为"素中之荤"，具有较高的营养和药用价值。木耳中蛋白质含量高而且容易被人体吸收，又含有8种人体必需氨基酸，这是其他蔬菜、水果都无法相比的。木耳含有卵磷脂，具有增强免疫、抗衰老作用；木耳含粗纤维较多，能增强胃肠蠕动，促进排便；木耳中所含的核酸物质可显著降低血中胆固醇的含量，其中的腺嘌呤核苷具有抑制血小板聚集的作用，能降低血液黏稠度，减少发生脑血栓的可能性。木耳是高脂血症、高血压病、冠心病、脑卒中等心脑血管疾病患者的保健食品。

值得注意的是，煮熟的木耳汤不宜在室温下长时间存放，因其中所含的硝酸盐在细菌作用下可转变成亚硝酸盐，对健康不利，故应现做现食。

（7）芹菜：唐代诗人杜甫曾在诗中说："鲜鲫银丝脍，香芹碧润羹。"芹菜属伞形科植物，分水芹和旱芹两种，旱芹食用较多，其香气较浓，又名香芹，因入药较佳，故也称药芹，我国各地均有栽培，是人们经常食用的美味蔬菜。芹菜味甘、苦，性凉，具有平肝清热、祛风利湿、醒脑提神、润肺止咳、通便、降脂、降压之功效，经常食用能降血脂、降血压、安神、醒脑，是高脂血症、高血压病、脑动脉硬化等患者的优质蔬菜。

芹菜含有蛋白质、糖类、多种维生素以及钙、铁、磷、芹菜苷、挥发油、胡萝卜素等营养成分，其蛋白质和钙、磷、铁、维生素的含量高于一般蔬菜。芹菜中含有丰富的维生素P，能降低毛细血管的通透性，软化血管，具有降血压和降血脂的作用。

芹菜富含营养，色鲜味美，炒食和凉拌均可，荤素皆宜，还可做馅，别有风味。通常人们只是食用芹菜的叶梗，把叶片和根都弃掉了，其实作为防治高脂血症的膳食，最好将根、茎、叶一起洗净全用。

（8）茼蒿：茼蒿又名蓬蒿菜、蒿子秆、蒿菜、菊花菜，是菊科植物茼蒿的茎叶，全国各地均有种植。茼蒿味甘、辛，性平，具有和脾胃、消痰饮、安心气、利二便之功效，适宜于高脂血症、高血压病、消化不良、咳嗽痰多等患者食用，是人们常吃的蔬菜之一。

茼蒿的营养成分非常丰富，除含有丰富的氨基酸、胡萝卜素及铁、磷、钙外，还含有挥发油、胆碱等物质。现代研究表明，茼蒿中的挥发油、胆碱等具有降压作用，茼蒿中的粗纤维较多，能助消化，促进胃肠蠕动，通利大便，降低胆固醇，常吃茼蒿对高脂血症、高血压病、神经衰弱、便秘等多种疾病有辅助治疗作用。

茼蒿用作食疗有多种吃法，将鲜茼蒿洗净，捣烂取汁，用温开水冲饮；将鲜茼蒿水煎取汁，每日分早晚2次饮用；将茼蒿焯一下，拌上盐、味精、香油食用；也可将茼蒿切碎，拌入肉馅做水饺、馄饨；还可将茼蒿与豆腐或肉类共炒食用。

（9）黄瓜：黄瓜又称菜瓜、胡瓜、青瓜，是葫芦科草本植物黄瓜的果实。其味甘、性凉，具有清热解毒、下气通便利水、减肥美容之功效，生吃可解渴除烦，熟吃有利水作用，是人们常吃的蔬菜之一。

现代研究表明，黄瓜含有蛋白质、脂肪、钙、磷、铁、B族维生素、丙醇二酸、维生素C、维生素E、烟酸等成分。黄瓜含有的纤维素对于促进胃肠道蠕动和降低胆固醇、降低血压有一定的作用；维生素E有抗衰老的作用；丙醇二酸能抑制糖转化为脂肪；维生素C、烟酸等物质参与体内糖代谢以及氧化还原过程，促使细胞间质的生成，能降低毛细血管的脆性。另外黄瓜还能抑制胆固醇的合成，具有降血脂、抗血栓形成的功效。黄瓜对防治高脂血症、高血压病、冠心病、脑动脉硬化等心脑血管疾病均有一定的作用，很适合高脂血症患者食用。

黄瓜富含营养，色鲜味美，食用方法很多，炒食和凉拌均可，荤素皆宜，人们也爱把它当水果吃。

（10）萝卜：萝卜又称莱菔、芦菔，为十字花科植物莱菔的根，乃人们常食的优质蔬菜之一。其味辛、甘，性平，具有消食化痰、顺气散积、通便消胀、补虚利尿、醒酒止渴等功效，我国民间常用以治疗感冒、咳嗽、哮喘、食积等。人们常说"冬吃萝卜夏吃姜，不劳医生开处方"，萝卜是对多种疾病具有保健作用的食疗佳品。

有人说"萝卜赛过梨""十月萝卜小人参"，实不为过。萝卜营养丰富，甜脆可口，所含维生素C比梨和苹果高8~10倍，维生素B_2及钙、铁、磷的含量也比苹果和梨高，所以人们爱把它当水果吃。萝卜中有促进脂肪代谢的物质，可避免脂肪在皮下堆积，有明显的降脂减肥作用。萝卜中的水分含量也较大，又有较多的淀粉酶、芥子油等物质，一旦进入胃肠道，被肠黏膜吸收进入血液，即可减少血液黏稠度，加快血液循环，降低血脂，防止发生动脉粥样硬化，对高脂血症、高血压病、冠心病、脑动脉硬化等心脑血管病的防治较为有利。萝卜是高脂血症患者的优质食品，由于其顺气化痰作用显著，对中医辨证属于痰浊阻滞型的患者，更应多吃常吃。

（11）茄子：茄子又名昆仑瓜、落苏，是茄科植物茄的果实，按形状不同可分为圆茄、灯泡茄和线茄3种类型。其味甘、性寒，具有祛风通络、清热解毒、活血散瘀、消肿止痛、宽肠利气、通导大便之功效。茄子中含有蛋白质、脂肪、糖类、多种维生素及钙、磷、铁等，其营养丰富，是人们常吃的一种物美价廉的蔬菜。

茄子的最大特点是含有大量的维生素P，其含量远远高于一般蔬菜和水果。它具有降低血压，增强血管弹性，降低毛细血管脆性，防止血管破裂出血，提高血管修复能力以及降低血液中胆固醇浓度、抗衰老等作用。茄子中维生素E的含量也较高，对防止发生动脉粥样硬化，延缓人体细胞衰老，改善脑细胞功能也有好处。茄子中含有较多的粗纤维，能促进胃肠蠕动，减少胆固醇的吸收，对防治高脂血症和便秘十分有益。因此，高脂血症、高血压病、冠心病、脑动脉硬化、脑卒中等心脑血管疾病以及便秘患者宜多吃茄子。

茄子的烹调方法很多，除作蔬菜外，也可制成茄子干、茄子酱或腌渍茄块等。由于茄子中含有一种带涩味的生物碱，所以茄子应炒熟食用而不宜生吃。茄子其性偏寒，体质虚寒之人也不宜多吃。

（12）土豆：土豆又称洋芋、马铃薯、山药蛋，为茄科植物马铃薯的块茎。土豆原产于南美洲，近百年才传入我国，它既可代替粮食作主食，又可当菜吃，是日常餐桌上不可缺少的食物。土豆味甘、性平，具有健脾益胃、益气和中、消炎解毒等功效。很适合消化不良、食欲不振、神疲乏力、习惯性便秘、筋骨损伤、关节疼痛、高脂血症、高血压病等患者食用。

现代研究表明，土豆含有多种维生素及大量的优质纤维素，还含有蛋白质、脂肪、优质淀粉以及微量元素等。土豆所含的蛋白质是完全蛋白，赖氨酸含量较高，糖类以淀粉的形式存在，易为人体消化吸收。土豆含有丰富的钾盐，每100克土豆约含钾500毫克，属高钾食品，能增加血管弹性，具有防治高血压病和保持心肌健康的作用。土豆所含的膳食纤维有促进胃肠蠕动和加速胆固醇在肠道内代谢的作用，可防治习惯性便秘和胆固醇增高。土豆中所含的维生素C等不仅对脑细胞具有保健作用，而且还能降低血中胆固醇，使血管富有弹性。

土豆有多种吃法，既可煎、炒、炸，又可烧、煮、扒，可烹调出十几种美味菜肴，还可"强化"和"膨化"，人们可根据自己的口味和喜好烹调食用。由于土豆含有对机体有害的龙葵碱，这种有毒物质多集中于土豆皮、芽胚里，机体摄入较多时会引起恶心、腹泻等中毒反应，因此，食用时一定要去皮，特别是要削净已变绿的皮，并挖去芽胚，以防不测。

05 高脂血症患者不宜常吃的食物有哪些？

咨询：我患有高脂血症，我知道有些食物具有降血脂作用，很适合高脂血症患者食用，而有些食物容易升高血脂，高脂血症患者不宜常吃。麻烦您告诉我：<u>高脂血症患者不宜常吃的食物有哪些？</u>

解答：吃是人生的一大乐趣，在人的一生中，可以说都有不计其数的食物"穿肠而过"。在这么多食物中，有些是碱性食物，有些则是酸性食物；有些是热性食物，有些是寒性食物；有些属高脂肪食物，有些则是有益于降低血脂的食物。那么怎样才能保证我们选择的食物科学合理？高脂血症患者不宜常吃的食物有哪些呢？通常认为以下食物高脂血症患者不宜常吃多吃。

（1）蛋黄：蛋黄的营养价值较高，但高脂血症患者食用蛋黄不利于康复。因为蛋黄中含有大量的胆固醇等脂类物质，本身就极易引发高脂血症，同时蛋黄所含的脂类物质需在肝脏内进行代谢，而患有高脂血症的人一般多伴有脂肪肝，如果过量吃蛋黄，还会增加肝脏的负担，不利于肝脏功能的恢复，因此高脂血症患者忌过量食用蛋黄。

（2）月饼：每年到了中秋节，应季食品月饼就会成为一部分人的节日佳品，不过高脂血症患者不能因为佳节而忘了身体健康，应控制热量的摄入，忌常吃和过量食用月饼。因为绝大多数月饼含糖量都很高，有一部分还含有蛋黄、巧克力等，属高热量饮食，过量食用会使摄入热量过多，血脂增高，不利于高脂血症的康复。

（3）猪肝：猪肝营养丰富，是深受大多数人喜爱的食品之一，不过猪肝虽好也不宜多吃。通常认为，每人每天从食物中摄取的胆固醇不应超过300毫克，而每100克猪肝中所含胆固醇高达400毫克以上，高脂血症患者食用猪肝易于使病情加重，所以高脂血症患者应尽量少吃或不吃猪肝。

（4）鸡汤：鸡汤是人们公认的滋补营养品，体弱多病者以及处于疾病康复期的患者都有喝鸡汤补身体的习惯，不过疾病有当补与不当补之别，高脂血症患者盲目以鸡汤进补，不但无利反而有害。因为鸡汤中含有较多的脂肪，高脂血症患者常饮用鸡汤会促使血胆固醇和甘油三酯进一步升高，对疾病的治疗和康复不利。

（5）巧克力：巧克力是一种热量很高的精制食品，它除了含有大量的糖分外，还含有较多的脂肪和蛋白质。巧克力味道香甜，很受人们喜爱，不过巧克力虽好，也不宜多吃，尤其是高脂血症患者，常吃巧克力会使血脂升高，不利于高脂血症的治疗和康复。

06 为什么高脂血症患者宜适当多吃海鱼？

咨询：我今年 50 岁，前段时间单位安排体检时发现胆固醇明显增高，后来确诊为高脂血症。我知道高脂血症患者应当注意控制饮食，尽量少吃肥腻食物，昨天又听说高脂血症患者可以适当多吃海鱼，把我给弄糊涂了，请问：为什么高脂血症患者宜适当多吃海鱼？

解答：这里首先告诉您，高脂血症患者确实可以适当多吃海鱼。鱼类味鲜肉嫩，易于消化，蛋白质含量高，且脂肪含量明显较畜类肉为低，故鱼类菜肴为许多人所喜爱。食用鱼类中，无论是淡水鱼还是海鱼，除了胆固醇含量一般都不太高这一特点外，所含鱼油中的脂肪酸组成也很奇特，表现为碳链比植物油要长得多，双键数目鱼油比植物油要多。鱼油中的这种特殊脂肪酸，主要有两种，一种是二十碳五烯酸，另一种为二十二碳六烯酸，它们除了降胆固醇作用比植物油强外，还具有抗凝血和预防血栓形成的作用。同时这种特殊脂肪酸在鲐鱼、沙丁鱼、秋刀鱼等海鱼中的含量比淡水鱼要高。有调查研究证实，经常吃鱼类，尤其是常吃海鱼，具有防治高脂血症、动脉粥样硬化及冠心病的作用。就动脉粥样硬化和冠心病的发病情况来看，欧洲和美洲的居民发病率最高，亚洲人群中以日本人最少见，而北极的因纽特人几乎不患这种病，与欧美地区的居民相比较，后两个地区的居民食海鱼较多。欧美地区居民平均每日吃海鱼 20 克，日本人每日吃海鱼 100 克，而因纽特人每日吃海鱼 400 克。生活在北极一带的纽特人，祖辈以渔猎为生，因他们常吃大量的生海鱼，其血液中抗动脉粥样硬化的高密度脂蛋白含量以及二十碳五烯酸等的含量均显著升高，与此相一致的是他们的高脂血症、冠心病、高血压病、糖尿病等的发病率也相对很低。我国冠心病普查也发现，舟山群岛渔民冠心病的患病率在我国也是最低的。由上可以看出，常吃鱼类尤其是海鱼对防治高脂血症、动脉粥样硬化、冠心病等心脑血管病是十分有益的，所以高脂血症患者应常吃鱼类，特别是应适当多吃各种海鱼。

07 高脂血症患者应当怎样选用食用油？

咨询： 我今年 56 岁，自认为身体很好，平时并没有什么不舒服的感觉，但前些天体检时发现患有高脂血症。我知道高脂血症患者应当重视饮食调养，听说日常生活中选用食用油也很有讲究，请问：高脂血症患者应当怎样选用食用油？

解答： 正像您听说的那样，对高脂血症患者来说，日常生活中选用食用油确实也有讲究。人类食用的油脂分为两类，一是动物油，二是植物油。动物油有猪油、羊油、牛油等，富含饱和脂肪酸和胆固醇，是合成胆固醇酯的重要原料。植物油有花生油、菜籽油、豆油、葵花子油、芝麻油、色拉油等，富含不饱和脂肪酸，其中不饱和脂肪酸又分为单不饱和脂肪酸和多不饱和脂肪酸。许多研究和实验证明，单不饱和脂肪酸可明显降低低密度脂蛋白胆固醇和总胆固醇水平，升高高密度脂蛋白胆固醇水平，但作用较多不饱和脂肪酸差。多不饱和脂肪酸又称多烯酸，包括亚油酸和亚麻酸两类，其中亚油酸是人体必需脂肪酸，主要存在于植物油中，葵花子油中的含量最高，可达 66%；其次是大豆油，含 51%；棉籽油含 48%；芝麻油含41%。研究早已证明，亚油酸能明显降低血清总胆固醇水平，并被推荐可部分取代食物中的饱和脂肪酸，且取代后，血清总胆固醇、低密度脂蛋白胆固醇水平明显降低，并可使血清甘油三酯水平明显降低，同时多不饱和脂肪酸比单不饱和脂肪酸有更强的降低血清总胆固醇水平的作用。食物中的亚麻酸类多不饱和脂肪酸主要来源于富含油脂的鱼油中，植物油中含量较少，仅大豆油中含 6.5%。研究证明，亚麻酸不仅能降低血清总胆固醇、甘油三酯水平，而且能升高高密度脂蛋白胆固醇水平。

从以上研究不难看出，少吃动物油，多吃植物油，可预防高脂血症和冠心病的发生，尤其是高脂血症患者，选用植物油可使升高的血脂水平下降。不过需要注意的是，不饱和脂肪酸也属于高热能营养素，摄入过多同样可以导致肥胖。所以，虽然对高脂血症患者来说植物油较动物油为好，但也不能过多食用。

08 咖啡对血脂有什么影响？怎样饮用咖啡才科学？

咨询： 我今年51岁，平时喜欢喝咖啡，自从1年前查出患有高脂血症后已经很少再喝，生怕喝咖啡会影响血脂，使血脂增高。但前天我又听说适当喝点咖啡不但对高脂血症无害，反而有益。我想了解一下：**咖啡对血脂有什么影响？怎样饮用咖啡才科学？**

解答： 说起咖啡，有人喻之为"西方饮料的上帝"。适当饮用咖啡不仅能缓解疲劳，振奋精神，而且对提高脑力劳动和体力劳动的效率都有裨益。咖啡在现代人们的生活中的位置越来越重要，人们对咖啡和喝咖啡方式的认识在不断地改变，科学家们也一直关注着咖啡与血脂以及心脑血管病之间的关系。

有人研究发现，大量饮用咖啡可能使血中游离脂肪酸增加，血胆固醇升高，容易引起动脉粥样硬化、冠心病、脑卒中等心脑血管疾病。不过也有学者通过研究认为，咖啡可以使高密度脂蛋白胆固醇升高，有利于预防动脉粥样硬化、冠心病、脑卒中等心脑血管疾病，并且认为饮用咖啡后可使储藏的脂肪分解，有减肥的功效，虽然可能因此引起血中游离脂肪浓度上升，但利大于弊。最近的研究认为，咖啡对血脂的影响可能与咖啡的加工方法有一定的关系，以咖啡壶煮沸的咖啡可升高胆固醇，以过滤法煮成的咖啡则没有这种作用。咖啡中有一种油性物质，它对于心脑血管的影响因人而异，但是通常会造成血胆固醇升高，这种物质的多寡与煮咖啡的方式有关。当煮咖啡是以高压蒸汽或悬滴式来煮时，因为咖啡豆与热水接触的时间短，所以这种油性物质被提取出来的量少，但如果采用浸泡为主的煮法，则咖啡豆与热水接触的时间长，因此比较容易提取出大量的油性物质，另外这种油性物质可用滤纸过滤掉。

作为一种时尚，当前饮用咖啡的人越来越多，咖啡已成为社交活动和联络感情之物。对于人体健康来说，咖啡也是双刃剑，饮用适量、得法，不会造成不良后果，对人体是有益的；过量饮用或饮用不得法，则对人体健康会产生不良影响。从预防高脂血症的角度来讲，科学饮用咖啡的方法包括：糖不要放得过多，浓度不要过高，饮用不要过量，不能同时吸烟，酒后尽量不要饮用咖啡，也不宜同时过多地吃蛋糕及糖果等甜食；每杯咖啡含咖啡因以不超过 100 毫克为宜，每日咖啡因的摄入总量不宜超过 250 毫克；患有失眠、糖尿病、冠心病、高血压病以及胃、十二指肠溃疡等慢性病的患者忌饮咖啡。

09 吃鸡蛋会引起胆固醇升高吗？

咨询：我是装修工人，工作较为繁重，喜欢吃鸡蛋增强体力。但是自从 2 个月前查出患有高脂血症，我是一个鸡蛋都不敢吃，生怕血脂升高。近段时间已经 2 次复查血脂，都在正常范围，也很想吃鸡蛋解解馋，可还是有点顾虑，麻烦您告诉我：吃鸡蛋会引起胆固醇升高吗？

解答：鸡蛋营养丰富，含有优质蛋白质，是一种大众化的廉价滋补品。鸡蛋中含有多种维生素、矿物质以及核黄素、叶酸和人体所需的各种氨基酸，其比例与人体需要接近，利用率达 99.6％。从供给机体营养的角度来说，除了母乳以外，可以说几乎没有哪一种食品可与鸡蛋相媲美。

鸡蛋黄中的胆固醇含量较多，每个蛋黄约含 210 毫克胆固醇，接近成年人一天胆固醇的需要量。一般来说患动脉粥样硬化和冠心病的人，其血液中胆固醇含量都有不同程度的增高，所以不少人对胆固醇有恐惧心理，害怕吃鸡蛋，尤其是认为蛋黄更能升高胆固醇含量，加速动脉粥样硬化，诱发心脑血管疾病。在某些人的心目中，鸡蛋甚至就像是一颗"炸弹"，是名副其实的"坏蛋"，是直接造成高脂血症，引发动脉粥样硬化、冠心病、脑卒中等心脑血管疾病的罪魁祸首。

近来，一股为鸡蛋平反的风潮正在悄然刮起。有学者认为，蛋黄中的卵磷脂对脂肪的转运和代谢起着重要作用，卵磷脂是一种很强的乳化剂，可以使胆固醇和脂肪乳化为极细的颗粒，透过血管壁，为机体组织所利用，不会增加血清胆固醇的浓度，不过这种观点显得有些偏激，目前医学界仍然提倡不宜过多地进食鸡蛋。

在平衡饮食、合理食用的前提下，每天一个鸡蛋是不会造成胆固醇升高的。不过吃鸡蛋过多，以致超出了食物总热量和总胆固醇的需要量，胆固醇还是免不了会升高。而且鸡蛋吃多了不易消化，还会增加胃、肠、肝、肾等脏器的负担，不利于身体健康。

10 高脂血症患者可以多吃瘦肉吗?

咨询: 我今年57岁,平时喜欢吃肉,自从半年前查出患有高脂血症,已经很少再吃肉,生怕吃肉会使血脂增高,不利于高脂血症的治疗康复。昨天听朋友说高脂血症只要不吃肥肉,多吃瘦肉还是可以的,我不太相信,请问: <u>高脂血症患者可以多吃瘦肉吗?</u>

解答: 这个问题不只是您想弄清楚,可以说困扰着相当一部分高脂血症患者。目前社会上广泛流传这样一种观点,认为肥肉脂肪中含有大量饱和脂肪酸,对人体有害,常吃肥肉会使人发胖,使血脂升高,从而易于引发动脉粥样硬化、冠心病、脑卒中等心脑血管疾病。因此很多人,特别是高脂血症患者,不吃肥肉,只吃瘦肉,甚至多吃瘦肉。那么,高脂血症患者多吃瘦肉正确吗?

瘦肉脂肪中的饱和脂肪酸低于肥肉的含量是无疑的,但不能笼统地讲瘦肉都是低脂肪的。营养学家对各种动物肉的脂肪进行测定,以100克重量为例,兔肉含有的脂肪为0.4克,马肉为0.8克,瘦牛肉为6.2克,瘦羊肉为13.6克,而瘦猪肉却高达28.8克。若把瘦猪肉作为日常膳食结构中主要的食物来源,也易于发生高脂血症,继而引发动脉粥样硬化、冠心病、脑卒中等心脑血管疾病,所以高脂血症患者多吃瘦肉是不正确的。

11 多吃糖也会引起血脂增高吗？

咨询： 我患高脂血症已很长一段时间，在注意控制饮食、加强运动锻炼的同时，一直坚持服用降脂药辛伐他汀，血脂控制得比较满意。刚才听一位病友说多吃糖也会引起血脂增高，我有点担心，因为我平时喜欢吃糖，麻烦您告诉我：多吃糖也会引起血脂增高吗？

解答： 多吃鸡蛋、肥肉等容易引起血脂增高，可以说绝大多数人都知道，至于多吃糖会不会引起血脂增高，可以说很多人都和您一样不太清楚。

有患者向医生提出这样的问题："大夫，多吃肉的人血脂容易升高，我很少吃肉，怎么检查血脂也高呢？"医生问道："平时饭量怎样？喜不喜欢吃蛋糕、饼干、糖果等甜食？"患者回答说每顿吃主食 200~300 克，平常爱将蛋糕、饼干、糖果等甜食当零食吃。不难看出患者的高脂血症与每天进食较多甜食密切相关，多吃糖也会引起血脂增高。

日常饮食中所含的糖类主要有多糖、双糖和单糖。多糖主要存在于淀粉中，主食米、面中含量最多，经过胃肠道消化后，转变为葡萄糖被人体吸收；双糖经胃肠道消化后，食物中的各种双糖发生变化，如麦芽糖变为葡萄糖被人体吸收，蔗糖转化为果糖和葡萄糖被人体吸收，而乳糖转变为半乳糖和葡萄糖被人体吸收；单糖指的是葡萄糖、果糖、半乳糖，直接被人体肠道吸收。

　　食物中的糖类经胃肠道消化后，主要以游离的葡萄糖形式被肠道吸收，少量的果糖和半乳糖被吸收后，几乎都在肝脏转变为葡萄糖。因此，进餐后血液中的葡萄糖迅速增多，这些糖一部分被氧化分解，供给机体每天生活所需要的热能，多余的部分合成肝糖原、肌糖原储存起来，作为备用物资，当机体活动急需时使用。如果摄入大量含糖量较高的食物，糖量过剩就会转化生成过多的脂肪，血中胆固醇、甘油三酯、极低密度脂蛋白、低密度脂蛋白等脂质水平就会升高。当脂肪过分堆积发生肥胖时，会引起体内代谢紊乱，对血脂代谢造成不利的影响，以致血脂水平升高。由上可以看出，糖类虽然是人体不可缺少的三大营养物质（即糖类、脂肪、蛋白质）之一，但也不可摄入过量，否则就会导致高脂血症的发生。

12 高脂血症患者为什么应适当多吃富含膳食纤维的食物？

咨询： 前段时间单位安排体检，发现我患有高脂血症，我知道饮食调养对高脂血症患者十分重要，听说高脂血症患者应适当多吃一些富含膳食纤维的食物，我不太明白，问了几位病友也都没有讲清楚。请您告诉我：<u>高脂血症患者为什么应适当多吃富含膳食纤维的食物？</u>

解答： 这里首先告诉您，高脂血症患者确实应适当多吃富含膳食纤维的食物。近年来，随着人们生活水平的不断提高，饮食结构发生了较大的变化，过多地摄入肉类、细粮等高脂肪、高蛋白、高热量食品，导致高脂血症、高血压、动脉粥样硬化等疾病的发病率明显增加。因此，富含膳食纤维食物的清肠利胃、降脂降压等保健功能逐渐被人们所认识，现今已经成为高脂血症患者青睐的食品。

纤维素为何有这么大的神通呢？据分析，植物纤维素是一种多糖类，是由 1800~3000 个葡萄糖分子组成，由于人类的消化液中缺乏催化纤维素分解的酶，所以它不易被人体消化吸收。正因为如此，人们在吃含纤维素多的食品时，首先需经较长时间的咀嚼，如此可促进唾液的分泌，有利于食物的消化分解；其次是纤维素可增加饱腹感，起到较好的节食减肥作用；再者就是可推动肠内积物和粪便蠕动，增加肠液以祛积通便，清洁肠道，促进脂质代谢，从而起到降脂降压的作用。

保持大便通畅，使肠道"常清"，有利于机体废物的排泄，对身体健康十分有利。据现代医学试验，一组吃富含纤维素食物的中老年人，可保持每日大便 1 次，而另一组吃精细食物的中老年人，则 3~5 日大便 1 次，这一试验充分显示了纤维素保持大便通畅、防病保健的作用。这就是人们常说"纤维素是生命的绿洲""纤维素是肠道的清洁工"的道理所在。

中医认为腑以通为顺，胃以降为和，腑气不通，肠道气机壅滞是引发疾病的重要原因之一。正常排便可以调节人体的气机升降，健脾和胃，舒肝利胆，清心轻体，养精定神，是非常有益于健康的，适当多吃富含膳食纤维的食物，则是保持大便通畅的好办法。

那么怎样才能摄入较多的膳食纤维呢？首先是要选择含膳

食纤维较多的食物，如芹菜、白菜、青菜、萝卜、丝瓜、番茄、青笋、豆芽、香椿和带壳果品以及主食中的各种粗杂粮等。在食用时要做到：主食多选择带麸的面粉、面包和糙米及带壳类的作物，蔬菜尽量带叶、皮、茎、根，吃瓜果类也要尽量带皮，食柑橘类还要带内皮、皮上的白膜，食花生、核桃带壳果品要带内衣等。

13 高脂血症患者在日常饮食中应注意什么？

咨询： 我今年54岁，患糖尿病已近十年，最近因头晕头沉、身困乏力到医院就诊，又查出高脂血症。医生告诉我必须改变不良的生活习惯，加强运动锻炼，同时还要注意调理，如果饮食不当的话容易加重病情，我想知道：高脂血症患者在日常饮食中应注意什么？

解答： 随着人们生活水平的不断提高，饮食结构也发生了较大的变化，以往只是逢年过节才出现在餐桌上的大鱼大肉早已成为家常便饭，由此而产生的"高人"——高脂血症、高血压、高血糖也越来越多。

饮食不当、嗜食肥甘厚味是高脂血症发生的重要危险因素，在日常生活中注意合理饮食是高脂血症治疗调养的一个重要方面。那么高脂血症患者在日常饮食中应注意什么呢？合理的食量、均衡的营养是当今所提倡的健康的饮食，也是高脂血症患者必须遵循的，具体来说高脂血症患者在日常饮食中应注意以下几点。

（1）一日三餐要规律，限制主食和油脂量。一日三餐有规律，限制主食和油脂量是高脂血症患者基本的饮食要求，尤其是肥胖的病人，更应改变不良的饮食习惯。因为肥胖使高脂血症的发病率明显增高，所以一定要防止大吃大喝，少吃零食，减少摄入的总热量。在烹调时，最好不用产热较多的动物油，少食煎炸食品，肉类以食用瘦肉为好，宜食用富含蛋白质而脂肪较少的鱼类、禽类。

（2）进食宜清淡，防止过于甜和咸。这是高脂血症患者在日常饮食中应特别注意的。我国传统的膳食结构是主食多，副食少，为配合主食，一味地多加食盐和食糖等调味，使膳食中的盐和糖量过多。过多的钠盐摄入不仅会引起血压升高，还能使人食欲大增，不利于限制热量；过多的糖摄入会使摄入的热量过剩，这都不利于高脂血症的治疗。所以高脂血症患者进食宜清淡，注意防止过于甜和咸。

（3）多食新鲜蔬菜和水果。丰富副食品种，多食新鲜蔬菜和水果以补充人体必需的维生素、纤维素以及钙、钾、铁等矿物质，也是高脂血症患者日常饮食中应当注意的，这对于保证机体充足的营养，降低血脂大有好处。

饮食调理是高脂血症患者自我调养的重要方面，人们把高脂血症患者日常的饮食要求归纳为四句话，即"三餐规律八分饱，均衡营养最重要，少放油盐少吃糖，粗茶淡饭保健康"。希望高脂血症患者都能养成科学合理的膳食习惯，过健康快乐的生活。

14 高脂血症患者怎样根据中医辨证选择食物？

咨询： 我平时并没有不舒服的感觉，前天体检查出患有高脂血症。我知道合理的饮食对高脂血症患者十分重要，也从网上看到高脂血症患者可根据中医辨证选择食物，不过具体怎么选择网上没有说，请您给我讲一讲：高脂血症患者怎样根据中医辨证选择食物？

解答： 进食是饮食疗法的关键所在，合理的饮食对高脂血症患者十分重要。食物有寒热温凉之性，有补或攻的作用，因此在进行食疗时，必须以中医理论为指导，根据高脂血症患者的临床特点，在辨证的基础上立法、配方、制膳，以满足不同的食疗、食补及营养的不同要求，做到合理搭配、对症进食，切勿盲目乱用。

要根据高脂血症患者的不同情况，按食物的功效辨证用膳，选用适宜的药膳调理。比如对于气血不足、肾阳虚衰等虚寒型患者，应忌生冷、瓜果等寒性食物，宜进食性温益气养血之品，如羊肉、小米、山药、土豆、大枣等；对于气血不足者，还应注意选用菠菜、猪肉等具有养血作用的食物；对肝阳上亢、肾阴亏损等虚热型患者，应忌辛辣、烟酒等热性食物，宜食性凉滋阴潜阳之品，如新鲜蔬菜、甲鱼、豆制品等；痰浊中阻者，则忌食滋腻不易消化之品及甜食等，宜食清淡利湿之品，如薏苡仁、赤小豆、冬瓜等；对于瘀血阻滞者，可多用大葱、山楂、黑芝麻、萝卜等具有理气活血化瘀作用的食物。

如若出现食欲不振者，可选用山楂、萝卜、麦芽、橘饼等；出现胁痛腹胀者，可选用青皮、陈皮、萝卜、花椒等。清热除烦可选用芹菜、白菜、菠菜、竹笋、黄瓜、茄子、丝瓜、绿豆等；疏肝解郁可选用佛手、金橘、代代花、橘皮等；开胃消滞可选用山楂、萝卜、生姜、食醋、茼蒿等；化湿和中可选用薏苡仁、赤小豆、橘皮等；平肝清热可食用芹菜、荠菜、菊花；滋补肝肾可食用黑豆、黑芝麻、枸杞子、鳖肉、牡蛎肉；活血化瘀可食用生山楂、桃仁、河蟹、食醋等。

根据饮食的属性，结合高脂血症患者寒热虚实等的不同发病机制，合理选择食物，有助于高脂血症的治疗和康复，也是饮食调养的基本原则。

15 适宜于高脂血症患者服食的粥类食疗方有哪些？

咨询：我今年52岁，半月前查出患有高脂血症，在管住嘴、迈开腿的同时，正在服用洛伐他汀片治疗，听同事说经常喝些食疗粥也能降低血脂，对高脂血症具有很好的调养作用。正好我喜欢喝粥，请您给我介绍一下：适宜于高脂血症患者服食的粥类食疗方有哪些？

解答：喜欢喝粥是个好习惯，根据高脂血症患者的具体情况经常喝些食疗粥，确实也能降低血脂。适宜于高脂血症患者服食的粥类有很多，下面给您介绍一些，供参考选用。

（1）山楂粥

原料：山楂 45 克，大米 100 克，红糖适量。

制作：先将山楂水煎取汁，之后把药汁与淘洗干净的大米一同放入锅中，再加清水适量，文火煮粥，待粥将成时调入红糖，使之充分混合溶化即可。

用法：每日 2 次，分早、晚餐温热服食。

功效：健脾益胃，活血化瘀，祛浊降脂。

适应证：瘀血阻络型、脾虚肝旺型、阴阳两虚型及痰浊内蕴型高脂血症。

（2）泽泻粥

原料：泽泻 15~18 克，大米 50~100 克，红糖适量。

制作：将泽泻水煎去渣取汁，之后把药汁与淘洗干净的大米一同倒入锅中，再加清水适量，武火煮沸后改用文火煮粥，待粥将成时，调入红糖搅匀，再稍煮即可。

用法：每日 2 次，分早、晚餐温热服食。

功效：泻肾火，消水肿，降血脂。

适应证：高脂血症，对小便不利、水肿者尤为适宜。

（3）芹菜粥

原料：新鲜芹菜 60 克，大米 100 克。

制作：将芹菜洗净切碎，与淘洗干净的大米一同放入锅中，再加入适量清水，共煮成粥。

用法：每日 2 次，分早、晚餐温热服食。

功效：清热利湿，化浊降脂，固肾利尿。

适应证：肝火亢盛型、痰浊内蕴型及脾虚肝旺型高脂血症。

（4）茺蔚子粥

原料：茺蔚子 10 克，枸杞子 15 克，大米 100 克。

制作：先将茺蔚子、枸杞子水煎去渣取汁，之后与淘洗干净的大米一同煮粥即成。

用法：每日 2 次，分早、晚餐温热服食。

功效：平肝潜阳，清火熄风。

适应证：肝肾阴虚型高脂血症。

（5）山楂黄精粥

原料：山楂 15 克，黄精 15~30 克，大米 100 克，白糖适量。

制作：先将山楂、黄精水煎去渣取汁，之后把药汁与淘洗干净的大米一同倒入锅中，共同煮粥，待粥将成时，调入白糖搅匀，再稍煮即可。

用法：每日 2 次，分早、晚餐温热服食。

功效：补脾胃，润心肺，祛瘀血，降血脂。

适应证：高脂血症，动脉粥样硬化。

（6）山楂桑葚粥

原料：山楂、大米各 80 克，桑葚 15 克。

制作：先将山楂、桑葚水煎去渣取汁，之后把药汁与淘洗干净的大米一同倒入锅中，共同煮粥即可。

用法：每日 2 次，分早、晚餐温热服食。

功效：滋阴养血，活血祛痰。

适应证：高脂血症，对中医辨证属阴虚阳亢兼有血瘀者尤为适宜。

（7）燕麦赤小豆粥

原料：燕麦片 100 克，赤小豆、大米各 60 克，白糖适量。

制作：将赤小豆、大米分别淘洗干净，一同放入锅中，加入清水适量，武火煮沸后改用文火煮粥，待粥将成时，调入燕麦片及白糖搅匀，再稍煮即可。

用法：每日2次，分早、晚餐温热服食。

功效：健脾和胃，利水除湿，祛脂。

适应证：脾虚湿盛型高脂血症。

16 适宜于高脂血症患者服食的菜肴类食疗方有哪些？

咨询：我前段时间查出患有高脂血症，自从患病后每日的饮食都特别小心，生怕饮食不当对病情造成不利影响。前天从报纸上看到有些菜肴类食疗方可调养高脂血症，想试一试，但不知道具体配方，麻烦您告诉我：**适宜于高脂血症患者服食的菜肴类食疗方有哪些？**

解答：适宜于高脂血症患者服食的菜肴类食疗方有很多，下面给您介绍几则常用者，供您选用，希望对调剂您的饮食和调养高脂血症有所帮助。

（1）油焖春笋

原料：嫩春笋肉250克，酱油、红糖、味精、香油、豆油各适量。

制作：先将笋肉洗净，对剖开，用力拍松，切成3~5厘米的长段。然后把炒锅放在火上，倒入豆油，待油至五成热时，将春笋放入锅中煸炒约2分钟，至色呈微黄时，加入酱油、红糖和少量清水，用文火焖5分钟，待汤汁收浓时，放入味精，淋上香油即成。

用法：每日1~2次，佐餐食用。

功效：清热化痰，祛风活血，润肠通便，降低血脂。

适应证：高脂血症，对伴有便秘者尤为适宜。

（2）山楂配黄瓜

原料：鲜山楂12个，顶花带刺的嫩黄瓜3根。

制作：将鲜山楂洗净，放入锅中蒸20分钟，凉后把山楂籽挤出留山楂肉；将嫩黄瓜先用少许盐水洗，再用清水冲洗。

用法：在早、中、晚饭中，每顿吃4个山楂，同时在早、中、晚饭后1~2小时内各吃1根嫩黄瓜。

功效：清热利水，消食散瘀，降脂。

适应证：高脂血症。

（3）蒜泥马齿苋

原料：鲜马齿苋100克，大蒜15克，精盐、味精、香油各适量。

制作：将鲜马齿苋去根洗净，投入沸水中余一下，捞出沥干，切成小段；将大蒜剥皮，洗净后捣成蒜泥。之后将切好的马齿苋放入碗中，加大蒜泥拌匀，用精盐、味精、香油调味即成。

用法：每日1~2次，佐餐食用。注意即拌即食，不宜久放。

功效：清热解毒，理气健胃，利湿降脂。

适应证：痰浊阻滞型、脾虚湿盛型高脂血症。

（4）海带爆木耳

原料：水发黑木耳150克，水发海带70克，大蒜1瓣，植物油、葱花、酱油、精盐、白糖、味精、香油各适量。

制作：将黑木耳、海带洗净，切丝备用。大蒜切成薄片，与葱花一同倒入烧热的植物油锅中爆香，再倒入海带丝、木耳丝，急速翻炒，之后加入酱油、精盐、白糖、味精，淋上香油即可。

用法：每日 1~2 次，佐餐食用。

功效：活血化瘀，化浊降脂。

适应证：高脂血症。

（5）荷叶米砂肉

原料：新鲜荷叶 5 张，猪瘦肉 100 克，大米 150 克，食盐、酱油、植物油、淀粉各适量。

制作：先将大米淘洗干净，研为米砂；猪肉洗净，切成厚片，加入酱油、食盐、植物油、淀粉等，搅拌均匀备用。将荷叶洗净，切裁成 10 块，再把猪肉和米砂包入荷叶内，卷成长方形，放蒸笼中蒸 30 分钟，至熟即可。

用法：每日 1 次，佐餐随量食用。

功效：健脾养胃，升清降浊，降低血脂。

适应证：中老年人高脂血症。

（6）马兰头拌豆腐干

原料：马兰头 200 克，豆腐干 50 克，精盐、白糖、味精、香油各适量。

制作：将豆腐干切成细丁，用开水略烫一下；马兰头去杂洗净，用沸水焯一下，凉后切成细末，和豆腐干拌匀，加精盐、白糖、味精，淋上香油，调匀即成。

用法：每日 1~2 次，佐餐食用。

功效：清肝降火，泄浊降脂。

适应证：高脂血症。

17 适宜于高脂血症患者服食的汤羹类食疗方有哪些？

咨询：我今年48岁，平时喜欢喝些汤或羹，近段时间总感觉头晕头沉、身体困乏。前天到医院就诊，经检查确诊为高脂血症，听说有些汤羹味道鲜美，具有食疗作用，很适合高脂血症患者食用，请问：**适宜于高脂血症患者服食的汤羹类食疗方有哪些？**

解答：确实有些汤羹味道鲜美，并且具有食疗作用，很适合高脂血症患者食用，下面介绍一些供您选用。

（1）香菇汤

原料：鲜香菇4个，食盐适量，麻油少许。

制作：将鲜香菇洗净放入锅中，加清水适量，煮至香菇熟汤成，用食盐、麻油调味即可。

用法：每日1次，吃香菇并饮汤。

功效：健脾益胃，补气健身，降低血脂。

适应证：痰浊阻滞型高脂血症。

（2）蚕豆羹

原料：蚕豆60克，薏苡仁30克，红糖20克。

制作：将蚕豆、薏苡仁分别淘洗干净，晒干或烘干，研成细粉，与红糖拌和均匀，分成两包。

用法：每次1包，每日2次，用开水冲泡，调拌成羹糊食用。

功效：补益脾胃，清热利湿，祛脂化浊。

适应证：高脂血症，冠心病。

（3）二菜汤

原料：荠菜50克，淡菜20克，食盐适量。

制作：先将淡菜洗净泡发，荠菜洗净切碎，之后把淡菜加水煎煮30分钟，再放入荠菜，煮沸，用食盐调味即可。

用法：每日服食1次。

功效：滋阴清热，平肝潜阳，降低血脂。

适应证：肝火亢盛型、阴虚阳亢型高脂血症。

（4）绿豆海蜇汤

原料：绿豆、海蜇皮各50克。

制作：将海蜇皮洗净切成细条，绿豆淘洗干净，之后把绿豆、海蜇条一同放入锅中，加入清水适量，共煮成汤。

用法：每日1~2次，食海蜇、绿豆，并饮汤。

功效：平肝清热，化痰降脂。

适应证：肝火亢盛型、阴虚阳亢型及痰浊阻滞型高脂血症。

（5）杞麦甲鱼汤

原料：枸杞子30克，麦冬15克，甲鱼1只（约500克），料酒、葱丝、生姜丝、精盐各适量。

制作：将甲鱼宰杀，去内脏等，洗净，放入小盆中，加入适量清水，再放入枸杞子、麦冬、料酒、葱丝、生姜丝、精盐，清蒸至甲鱼熟烂即成。

用法：每日1次，吃甲鱼，并喝汤。

功效：滋补肝肾，降低血脂。

适应证：肝肾阴虚型高脂血症。

（6）莲子豆仁汤

原料：大枣、莲子各30克，绿豆、薏苡仁、腐竹各60克，红糖适量。

制作：将大枣(去核)、莲子、薏苡仁、绿豆分别淘洗干净，腐竹发开切成细丝，之后一同放入锅中，加入清水适量，武火煮沸后，改用文火慢煮，至莲子、薏苡仁、绿豆熟烂，用红糖调味即成。

用法：每日1次，随量食用。

功效：清热解毒，除腻降脂。

适应证：高脂血症。

（7）玉米须豆腐汤

原料：玉米须100克，豆腐300克，水发香菇50克，葱段、生姜末、食盐、味精各适量。

制作：先将玉米须水煎取汁，再把玉米须汁与豆腐、香菇一同放入锅中，加适量清水和葱段、生姜末、食盐、味精等调料，煮汤即可。

用法：每日1次，随量食菜饮汤。

功效：化湿利水，降低血脂。

适应证：高脂血症。

（8）海带薏仁冬瓜汤

原料：海带30克，生薏苡仁15克，连皮冬瓜150克。

制作：将水发海带洗净切丝，生薏苡仁淘洗干净，冬瓜洗净切成小块状。之后把海带丝、生薏苡仁、冬瓜块一同放入锅中，加入清水适量，共煮成汤。

用法：每日1次，吃海带、冬瓜，并喝汤。

功效：清热化痰，健脾利水，降低血脂。

适应证：脾虚湿盛型、痰浊阻滞型高脂血症。

18 饮茶对血脂有影响吗？

咨询： 我今年 51 岁，平时喜欢喝茶，自从前段时间查出患有高脂血症，担心喝茶不当会对病情造成不良影响，喝茶的次数和量都明显减少了。但我昨天又听说适当饮茶能调节血脂代谢，不仅对高脂血症患者无害，还有调养作用。请问：**饮茶对血脂有影响吗？**

解答： 适当饮茶确实能调节血脂代谢，降低血脂，您喜欢喝茶，这是个好习惯，但喝茶并不是多多益善，应做到适时、适量。我国茶文化源远流长，茶不仅可单独冲泡饮用，也可与中药配合组成"药茶"冲泡或煎煮饮用，是人们日常生活中不可缺少的饮品。在我国古代文献中就有茶可"解油腻""去人脂"的记载。国内外已有大量报道，饮茶能降低血脂，同时可以增加高密度脂蛋白胆固醇，加速脂肪和胆固醇的代谢。

茶为什么有调节脂质代谢和抗动脉粥样硬化的作用呢？目前认为可能有多种因素的参与，与茶所含的成分有一定的关系。绿茶是未经发酵的茶，所含维生素和微量元素等比经发酵加工的红茶多，能明显增加人体热量消耗和脂肪氧化，从而影响血脂代谢，在调节血脂代谢、防止动脉粥样硬化方面被认为优于红茶。

19 适宜于高脂血症患者饮用的药茶有哪些?

咨询: 我平时喜欢饮茶品茶,半年前查出患有高脂血症,又听说高脂血症患者应适当多饮水,所以饮茶的次数和量就明显增多了。我知道有些药茶适量饮用对高脂血症患者很有好处,但是不清楚具体有哪些,请您给我介绍一下:**适宜于高脂血症患者饮用的药茶有哪些?**

解答: 有些药茶适量饮用确实对高脂血症患者很有好处,下面介绍一些适宜于高脂血症患者饮用的药茶,您可在医生的指导下根据自己的情况选择饮用。

(1)槐菊茶

原料:槐花3克,菊花6克,绿茶4克。

制作:将槐花、菊花、绿茶一同放入保温杯中,以沸水冲泡,加盖焖5~10分钟。

用法:每日1剂,当茶饮用。

功效:清热平肝,祛腻降脂。

适应证:高脂血症,对中医辨证属肝肾阴虚型者尤为适宜。

(2)二子饮

原料:决明子50克,枸杞子15克,冰糖适量。

制作:将决明子略炒香后捣碎,与洗净的枸杞子、冰糖一同放入保温杯中,冲入沸水适量,加盖焖15分钟即可。

用法：每日1剂，代茶饮用。

功效：滋肾养肝，降低血脂。

适应证：肝肾阴虚型高脂血症。

（3）去脂茶

原料：青柿叶、青荷叶、山楂、乌梅、麦冬各10克。

制作：将青柿叶、青荷叶、山楂、乌梅、麦冬一同放入砂锅中，加入清水适量，水煎去渣取汁。

用法：每日1剂，代茶饮用。

功效：祛脂降糖，养阴止渴。

适应证：高脂血症合并糖尿病者。

（4）莲心茶

原料：莲子心5克，绿茶6克。

制作：将莲子心、绿茶一同放入保温杯中，以沸水冲泡，加盖焖15分钟。

用法：每日1剂，当茶饮用。

功效：平肝清心，降低血脂。

适应证：高脂血症，能改善头晕心烦、失眠口渴等症状。

（5）杜仲叶茶

原料：杜仲叶9克，绿茶5克。

制作：将杜仲叶洗净，与绿茶一同放入保温杯中，以沸水冲泡，加盖焖5分钟即可。

用法：每日1剂，代茶饮用。

功效：滋肾养肝，降脂降压。

适应证：肝肾阴虚型、阴阳两虚型高脂血症。

（6）山楂荷叶茶

原料：山楂15克，荷叶12克。

制作：将山楂、荷叶一同放入砂锅中，加入清水适量，水煎去渣取汁。

用法：每日1剂，代茶饮用。

功效：活血化瘀，减肥降压，祛浊降脂。

适应证：高脂血症。

（7）滋肾化瘀饮

原料：枸杞子10克，黄精9克，山楂15克。

制作：将打碎的山楂与枸杞子、黄精一同放入保温杯中，用沸水冲泡，加盖焖15分钟即可。

用法：每日1剂，代茶饮用。

功效：滋肾养肝，化瘀降脂。

适应证：高脂血症，对中医辨证属肝肾阴虚型者尤为适宜。

（8）菊花决明茶

原料：菊花6克，山楂、草决明各15克。

制作：将菊花、山楂（拍碎）、草决明一同放入保温杯中，用开水冲泡，加盖焖20分钟即可。

用法：每日1剂，代茶饮用。

功效：平肝熄风，降脂明目。

适应证：高脂血症，对中医辨证属肝阳上亢型者尤为适宜。

（9）山楂麦芽饮

原料：山楂50克，麦芽50克。

制作：将山楂、麦芽分别淘洗干净，一同放入沙锅中，加入清水适量，水煎去渣取汁。

用法：每日1剂，代茶饮用。

功效：健脾和胃，活血化瘀，降脂降压。

适应证：气滞血瘀、痰浊阻滞型高脂血症。

（10）槐花山楂饮

原料：槐花 15 克，山楂 20 克。

制作：将槐化、山楂分别淘洗干净，一同放入沙锅中，加入清水适量，水煎去渣取汁。

用法：每日 1 剂，代茶饮用。

功效：清热平肝，活血化瘀，化浊祛脂。

适应证：肝肾阴虚型、气滞血瘀型高脂血症。

20 应用药茶调养高脂血症应注意什么？

咨询：我平时并没有什么身体不舒服，前段时间单位体检，查出患有高脂血症，听说有些药茶能调养高脂血症，想试一试，但不知道应用药茶调养高脂血症有什么注意事项。请问：应用药茶调养高脂血症应注意什么？

解答：有些药茶确实能调养高脂血症，您患有高脂血症，可以在医生的指导下根据您的具体情况选用药茶，饮用一段时间试一试。为了保证药茶调养高脂血症安全有效，避免不良反应发生，在应用药茶调养高脂血症时，应注意以下几点。

（1）谨防原料霉变：加工制作药茶的原料茶叶和中药容易受潮霉变，如果出现霉变，不但没有香味和药用价值，而且含有真菌毒素，对人体危害极大，故应谨防药茶原料霉变。

（2）辨证选用药茶：由于药茶所选用中药的不同，不同药茶有其各不相同的适用范围，高脂血症患者要在医生的指导下，全面了解药茶的功效和适应证，结合自己的病情辨证选用药茶。不加分析地乱饮药茶，不但难以获取稳定降低血脂、改善高脂血症患者自觉症状的效果，还易出现诸多不适。

（3）妥善保管药茶：制作好的药茶宜置于低温干燥处密封保存，在潮湿的环境中不宜经常打开，以免受潮。不要与有异味的物品放在一起，以防串味。一次制作的药茶不要太多，防止时间久而变质。

（4）恰当服用药茶：药茶冲泡或煎煮后应尽量当日饮用完，不要放置时间太长，更不能服隔夜茶，避免被细菌污染变质。在饮用药茶时还应注意适当忌口，饮用药茶的量要适当，太少达不到调治疾病的效果，太多则易影响消化功能，出现不良反应。由于某些药茶比较苦，难以下咽，在不影响药茶疗效的前提下，可适当加些矫味品，如蜂蜜、炙甘草等。

（5）注意配合他法：药茶疗法有一定的局限性，其作用较弱，见效较慢，只能作为一种辅助调养手段调治高脂血症，在采用药茶疗法调治高脂血症时，还应注意与药物治疗、饮食调养、起居调摄、运动锻炼等治疗调养方法配合，以提高临床疗效。

21 运动锻炼能降低血脂吗?

咨询: 我今年 46 岁,平时喜欢吃肥肉,体型较胖,半月前查出患有高脂血症,听说适当运动能降低血脂,我准备积极参加运动锻炼,可也有人说运动锻炼并不能降低血脂,高脂血症最重要的是管住嘴,我心中不免产生疑问,请您告诉我:运动锻炼能降低血脂吗?

解答: 这里首先告诉您,高脂血症患者必须改变不良的生活习惯,不仅要管住嘴,还要迈开腿。适当运动锻炼确实能降低血脂,有助于高脂血症患者的治疗和康复。

生命在于运动,一个健康的人,首先要有健康的体魄,并保持心理的平衡,而运动便是人类亘古不变的健康法宝。运动锻炼好比一帖良方,可在一定程度上代替药物,但药物却不能代替运动。运动使生活充满活力和朝气,也有助于疾病的治疗和康复。

运动锻炼最大的特点就是患者积极主动地参与,它充分调动患者自身的主观能动性,发挥内在的积极因素,通过机体局部或全身的运动,可增强体质,消除或缓解病理状态,恢复或促进正常功能。运动锻炼确实能降低血脂,调治高脂血症。运动锻炼对高脂血症患者的影响是综合的,不仅能调节神经系统功能,改变高脂血症患者的精神面貌,解除神经、精神疲劳,消除焦虑、易怒、紧张等情绪,使之保持良好的情绪;同时高脂血症患者通过适当的运动锻炼，可提高静息代谢率，加快动用储存脂肪，达到减肥和改善血脂代谢、降低血脂的目的。

运动锻炼不仅是预防高脂血症的有效方法，也是高脂血症患者进行自我调养的重要手段之一。运动锻炼简单易行，老少皆宜，不受场地、时间的限制，可随时应用，具有其他疗法达不到的功效，所以深受广大高脂血症患者的欢迎。适宜于高脂血症患者运动锻炼的项目多种多样，高脂血症患者可在医生的指导下，根据具体情况选择适宜的锻炼项目进行练习，并养成锻炼习惯，长期坚持，以求得最佳运动锻炼效果。

22 高脂血症患者进行运动锻炼时应注意什么？

咨询：我今年45岁，身体并没有什么不舒服，半月前体检时查出患有高脂血症。我知道运动锻炼的重要性，听说高脂血症患者的运动并非是随意的、无限制的，有一些需要注意的地方。我想了解一下：**高脂血症患者进行运动锻炼时应注意什么？**

解答：的确像您所说的那样，运动锻炼是防治高脂血症的好办法，但高脂血症患者的运动锻炼并非是随意的、无限制的。为了保证运动锻炼安全有效，高脂血症患者在进行运动锻炼时，应注意以下几点。

（1）恰当选法：运动锻炼的种类和项目很多，高脂血症患者要根据自己的年龄、体质、环境以及病情等的不同，因人而异地选用适当的运动锻炼方法。要了解所选运动项目的注意事项及禁忌证，最好在医生的指导下进行锻炼。

（2）量力而行：运动量太小，则达不到预期的目的，运动量太大，又易引起身体不适。所以高脂血症患者要根据自己的情况，选择适度的运动量，量力而行进行锻炼。要掌握循序渐进原则，开始时运动强度不宜过大，持续时间不要过长，随着运动能力的增强逐渐增加运动量，以不疲劳、练后轻松舒适、稍微出汗为宜。

（3）注意体检：在运动锻炼前，要做好身体检查，了解健康状况，排除隐匿之痼疾，同时要注意自我医疗监护，防止意外事故发生，严防有禁忌证的患者进行运动锻炼。

（4）持之以恒：运动锻炼贵在坚持，决不可半途而废，应该每天进行，长期坚持，并达到一定的强度，这样才能有良好的锻炼效果。希望短期内就有明显效果，或是三天打鱼两天晒网，都不会达到应有的效果。

（5）配合他法：运动锻炼并非万能，它显效较慢，有一定的局限性，应注意与其他治疗调养方法配合应用，切不可一味强调运动锻炼而忽视了其他治疗调养方法。

23 高脂血症患者如何正确掌握运动的量？

咨询： 我是高脂血症患者，知道运动锻炼的重要性。我现在是每天坚持进行运动锻炼，要么散步、打太极拳，要么就练习祛病延年二十式等，可运动后不是太劳累，就是感到不解乏，总掌握不好运动的量，麻烦您给我讲一讲：高脂血症患者如何正确掌握运动的量？

解答： 您每天坚持运动锻炼的做法是对的。运动锻炼对身体的健康十分有益，高脂血症患者宜坚持适宜的运动锻炼。不过，高脂血症患者应根据自己的实际情况，选择力所能及、简单易行、体力负担不大、运动缓慢而有节奏、竞争不太激烈的运动，并结合自己的兴趣爱好，如选择散步、慢跑、打太极拳、练祛病健身操等，同时还应正确掌握运动的量。

高脂血症患者如何正确掌握运动的量呢？高脂血症患者的运动要坚持三个原则，即有恒、有序、有度，做到长期规律、循序渐进地按各人具体情况适度地运动，才能获得满意的效果。运动量太小起不到锻炼的作用，过度运动不但难以达到运动锻炼的目的，还可引发诸多不适，甚至造成心血管意外或猝死，所以正确掌握运动量十分重要。

由于大多数高脂血症患者为中老年人，过去大多没有运动锻炼的习惯，所以在进行运动锻炼时，开始的运动量要小，锻炼的时间不宜过长，应循序渐进，根据病情和体力逐渐增加运动量。运动量要因人而异，可根据运动时的心率以及运动后的反应进行调整，以使运动时的心率控制在 100~125 次 / 分钟，或运动后心率增加不超过运动前的 50% 为宜。运动的时间一般要求每次持续 20~60 分钟，每周 3~5 次，并宜根据运动者的身体状况和所选择的运动种类以及气候条件等灵活而定。

24 高脂血症患者如何散步？

咨询：我今年 47 岁，半月前查出患有高脂血症，正在服用降血脂药物治疗。我知道运动锻炼的重要性，也明白散步是一项简单有效、不受环境条件限制的运动锻炼方式，但不清楚散步的要领和高脂血症患者散步的注意事项。请您告诉我：<u>高脂血症患者如何散步？</u>

解答：散步的好处是显而易见的，对高脂血症患者十分有益，您可以根据自己的情况坚持进行散步锻炼。

俗话说："饭后三百步，不用上药铺"，"饭后百步走，能活九十九"，"每天遛个早，保健又防老"。唐代著名医家孙思邈也精辟地指出："食毕当行步，令人能饮食、灭百病"。世界卫生组织也曾提出最好的运动是步行，可见散步是养生保健的重要手段。散步是一项简单而有效的锻炼方式，也是一种不受环境、条件限制，人人可行的保健运动。大量临床实践表明，散步也是防治高脂血症的有效方法。

每天坚持在户外进行轻松而有节奏的散步，不仅可促进四肢及内脏器官的血液循环，调节神经系统功能，促进新陈代谢，调畅人的情志，解除神经、精神疲劳，使人气血流畅，脏腑功能协调，同时适当有效的散步可以提高静息代谢率，加快动用储存脂肪，达到减肥和改善血脂代谢、降低血脂、预防动脉粥样硬化和冠心病等心脑血管疾病的目的。

散步容易做到，但坚持下来却不容易，另外也需掌握要领，做到坚持、有序、适度。散步应注意循序渐进、持之以恒。散步前应使身体自然放松，适当活动肢体，调匀呼吸，然后再从容展步。散步时背要直，肩要平，精神饱满，抬头挺胸，目视前方，步履轻松，犹如闲庭信步，随着步子的节奏，两臂自然而有规律地摆动，在不知不觉中起到舒筋活络、行气活血、安神宁心、祛病强身的效果。高脂血症患者应根据个人的体力情况确定散步速度的快慢和时间的长短，散步宜缓不宜急，宜顺其自然，而不宜强求，以身体发热、微出汗为宜。散步的方法有普通散步法、快速散步法以及反臂背向散步法等多种，高脂血症患者一般可采用普通散步法，即以每分钟60~90步的速度，每次散步20~40分钟，每日散步1~2次。

散步何时何地均可进行，但饭后散步最好在进餐30分钟以后。散步的场地以空气清新的平地为宜，可选择公园之中、林荫道上或乡间小路等，不要到车多、人多或阴冷偏僻之地去散步。散步时衣服要宽松舒适，鞋要轻便，以软底鞋为好，不宜穿高跟鞋、皮鞋。

25 高脂血症患者怎样慢跑？

咨询： 我今年46岁，这些年来一直坚持晨跑，自认为身体还不错。但是前段时间单位体检，发现我胆固醇、甘油三酯明显升高，后来确诊为高脂血症。我听说高脂血症患者很适合慢跑，并且跑步时有一定的要求，请问：高脂血症患者怎样慢跑？

解答： 慢跑又称健身跑，是一种轻松愉快的运动，也是近年来流行于世界的运动锻炼项目，它简便易行，无须特殊场地和器材，老幼皆宜，是人们最常用的防病健身手段之一，也是高脂血症患者自我调养的好方法。

慢跑时大量的肌群参加运动，其供氧量比静止时多8~10倍，呼吸加快、加深，能使心脏和血管得到良性刺激，加强肺活量，增加气体交换，有效地增强心肺功能，增强机体抗病能力。通过适当的慢跑，可增强腿力，对全身肌肉，尤其对下肢的关节、肌肉有明显的锻炼效果，它能加快动用储存脂肪，达到减肥和改善血脂代谢、降低血脂的目的。同时，慢跑可提高机体代谢功能，调节大脑皮质功能，使人精神愉快，改善高脂血症患者的精神面貌。

慢跑前要进行身体检查，严防有慢跑禁忌证者进行慢跑。慢跑时应稍减一些衣服，做3~5分钟的准备活动，如活动活动脚、踝关节及膝关节，伸展一下肢体或做片刻徒手体操，之后由步行逐渐过渡到慢跑。慢跑时的正确姿势是全身肌肉放松，两手微微握拳，上身略向前倾，上臂和前臂弯曲成 90 度左右，两臂自然前后摆动，两脚落地要轻，呼吸深长而均匀，与步伐有节奏的配合，一般应前脚掌先落地，并用前脚掌向后蹬地，以产生向上向前的反作用，有节奏地向前奔跑。

采用慢跑运动进行锻炼时，要有一个逐渐适应的过程。慢跑通常应先从慢速开始，等身体各组织器官协调适应后，可以放开步伐，用均匀的速度行进。慢跑时应以不气喘、不吃力，两人同跑时可轻松对话为宜。慢跑的距离起初可短一些，要循序渐进，可根据自己的具体情况灵活掌握慢跑的速度和时间，运动量以心率不超过每分钟 120 次，全身感觉微热而不感到疲劳为度。慢跑的速度一般以每分钟 100~120 米为宜，时间可控制在 10~30 分钟。在慢跑行将结束时，要注意逐渐减慢速度，使生理活动慢慢缓和下来，不可突然停止。

慢跑应选择在空气新鲜、道路平坦的场所，不宜在车辆及行人较多的地方跑步，不要在饭后立即跑步，也不宜在跑步后立即进食，并应注意穿大小合适、厚度与弹性适当的运动鞋。慢跑后可做一些整理活动，及时用干毛巾擦汗，穿好衣服。慢跑中若出现呼吸困难、心悸胸痛、腹痛等症状，应立即减速或停止跑步，必要时可到医院检查诊治。

26 高脂血症患者如何练习祛病健身早操？

咨询： 我们单位的周师傅，自从 3 年前诊断为高脂血症以来，一直坚持练习祛病健身早操，一粒药也没吃，现在每次检查血脂都正常。前段时间单位体检，发现我也患有高脂血症，准备练习祛病健身早操，但不知练习方法，我想了解一下：高脂血症患者如何练习祛病健身早操？

解答： 祛病健身早操分为举臂呼吸、屈膝屈肘、摆动双手、屈膝屈髋、体肘侧屈、直立轻跳和便步行走共 7 节。高脂血症患者坚持练习祛病健身早操，能解除精神紧张和身心疲劳，增强机体新陈代谢，加快动用储存脂肪，达到改善血脂代谢和降低血脂的目的。下面是具体练习方法。

（1）举臂呼吸

预备姿势：双脚平行站立，距离与肩同宽，双臂自然下垂于体侧，全身放松。

做法：双手侧平举，掌心向下，略抬头吸气；还原成预备姿势，呼气。重复做以上动作 4~6 次。

（2）屈膝屈肘

预备姿势：双脚稍分开站立，双臂自然下垂于体侧，双眼平视前方。

做法：略屈膝下蹲，同时双手经两侧屈肘，手指触肩；还原成预备姿势。重复做以上动作 4~6 次，呼吸要均匀。

（3）摆动双手

预备姿势：双脚前后自然分立，双臂自然下垂，平视前方。

做法：双手交替前后自然摆动 2 次，呼吸 1 次（手前举与肩同高，后摆之后又回到与肩同高的位置，为摆动 1 次）。先左脚在前，右脚在后，做 4~6 次；然后右脚在前，左脚在后，重复做 4~6 次。摆动的节奏要慢。

（4）屈膝屈髋

预备姿势：仰卧或坐姿。

做法：屈膝同时屈髋，呼气；还原成预备姿势，吸气。重复做以上动作 4~6 次。动作完毕，要静躺 1 分钟。

（5）体肘侧屈

预备姿势：双脚自然站立，双腿并拢，双臂自然下垂于体侧，全身放松。

做法：身体右侧屈，右手沿右腿外侧下伸，同时侧屈左肘，左手提至左腋下，呼气；还原成预备姿势，吸气。左侧动作同右侧，但方向相反。重复做以上动作 4~6 次。注意身体侧屈时腿不要弯曲。

（6）直立轻跳

预备姿势：双脚平行站立，距离稍比肩窄，双手叉腰，平视前方。

做法：原地轻跳，中等节奏，均匀呼吸，跳 10~12 次。

（7）便步行走

预备姿势：双脚自然站立，双臂自然下垂于体侧，全身放松。

做法：便步行走 3~6 次，节奏要逐渐减慢，同时做均匀地呼吸。

27 高脂血症患者怎样练习全身活动健身法？

咨询： 我今年50岁，平时并没有什么不舒服，自认为身体很好，前天健康体检，发现胆固醇和甘油三酯都偏高，后来确诊为高脂血症。我听说坚持练习全身活动健身法能降低血脂，调养高脂血症，准备试一试。请您告诉我：高脂血症患者怎样练习全身活动健身法？

解答： 这里首先告诉您，坚持练习全身活动健身法确实能降低血脂，调养高脂血症。全身活动健身法通过活动肢体，能促进机体新陈代谢，增强抗病能力，减肥降脂，使全身经络、气血通畅，五脏六腑调和，精力充沛，心情舒畅。长期坚持练习全身活动健身法，对神经衰弱、高脂血症、肥胖症、腰腿痛、慢性胃炎等多种慢性病的治疗康复及延缓衰老都很有益处，也是高脂血症患者自我调养的好方法。

在采用全身活动健身法进行锻炼时，应注意转动眼球时幅度要大而缓慢、有节律感；双手环绕旋转时要缓慢、平稳，指节用力伸展；转体时幅度宜大，速度宜慢；直腿上举时要尽量抬高，注意力集中在腿部；绕踝时双手支撑椅面，注意力集中在脚踝部；同时应注意动作与呼吸协调配合。下面是具体练习方法。

（1）活动头颈部

预备姿势：站立位，双脚分开与肩等宽，双臂自然下垂于体侧。

做法：头部缓缓左转，吸气；头部右转，呼气。如此反复练习20次。

（2）活动双眼

预备姿势：端坐位，双手放在膝盖上。

做法：双眼缓缓向上看，吸气；双眼缓缓向下看，呼气。双眼缓缓向左看，吸气；双眼缓缓向右看，呼气。眼球由左向右旋转，吸气；眼球由右向左旋转，呼气。如此反复练习10次。

（3）活动手部

预备姿势：站立位，双脚分开与肩等宽，双手放在胸前。

做法：双手在胸前由内向外做直径30厘米的小幅度环形绕转1周，吸气；双手手指交叉互握，从胸前由内向外作大幅度的环形绕转1周，随即手指松开，呼气。大、小绕转交替，反复练习20次。

（4）活动腰部

预备姿势：双腿稍屈站立，双手向前平举（立掌，掌心向下）。

做法：上身缓缓左转，头部力求保持正直，吸气；上身缓缓右转，头部力求保持正直，呼气。上身向两侧转动时，脚不离地。如上所述，反复练习20次。

（5）活动腿部

预备姿势：并腿站立，双手自然下垂于体侧，头正身直，平视前方。

做法：右腿直腿慢慢抬起，放下，自然呼吸；再换左腿直腿慢慢抬起，放下，自然呼吸。如此左右腿交替，反复练习

20 次。

（6）活动脚踝

预备姿势：端坐位，双手自然下垂于体侧。

做法：抬起右脚，由内向外绕环 10 周，接着再由外向内绕环 10 周，旋转时脚踝部需尽全力转动；之后换右脚做。如此左右脚交替，反复练习 20 次。

28 跳绳有助于降低血脂吗？怎样进行跳绳锻炼？

咨询： 我今年 36 岁，前段时间体检时发现胆固醇偏高，后来确诊为高脂血症。我知道高脂血症的治疗，首先应改变不良的生活习惯，管住嘴、迈开腿，听说跳绳锻炼有助于降低血脂，请问：**跳绳有助于降低血脂吗？怎样进行跳绳锻炼？**

解答： 跳绳在我国曾一度是中小学生课间活动最常进行的强身健体运动，成人较少涉及，其花样繁多，可简可繁，随时可做，一学就会，特别适合在气温较低的季节练习。跳绳改善血脂代谢和降低血脂的作用是肯定的，近年来在各种自我调养高脂血症的运动锻炼项目中，一些健身运动专家格外推崇跳绳运动。高脂血症患者不妨试一试这种简单易行但能给您带来健康快乐的运动方式。

跳绳运动的健身效果是显而易见的。从运动量来说，持续跳绳10分钟，与慢跑30分钟或跳健身舞20分钟相差无几，是耗时少、耗能大的有氧运动。中医认为脚是人体之根，有6条经脉在这里交错汇集，跳绳可促进血液循环，使人精神舒爽、行走有力，可起到通经活络、健脑益神的作用，能提高大脑思维和想象能力。跳绳能促进机体新陈代谢，加快动用储存脂肪，具有减肥和改善血脂代谢的功效；跳绳还能增强心血管系统、呼吸系统和神经系统的功能，兼有放松情绪的作用。

跳绳时首先要选择好绳子，跳绳用的绳子一般应比身高长60~70厘米，最好是实心材料，太轻的反而不好，绳子要软硬、粗细适中。跳绳的场地应选择软硬适中的草坪、木质地板和泥土地，切莫在硬性水泥地上跳绳。跳绳者应穿质地软、重量轻的运动鞋，跳前做足部、脚部、腕部、踝部的准备活动，跳绳时须放松肌肉和关节，脚尖和脚跟的用力要协调，防止扭伤，体重较重之人宜采用双脚同时起落的姿势，同时上跃也不要太高，以免关节因过于负重而受伤。跳的时候用双手拇指和食指轻握绳子，其他指头只是顺势轻松地放在摇柄上，不要发力，跳动时要挺胸抬头，目视前方5~6米处，感觉膝关节和踝关节的运动，跳绳结束时可做些放松活动。

跳绳运动要循序渐进，运动量要根据个人的身体状况调节。初学时可仅在原地跳1~2分钟，3天后即可连续跳3~5分钟，3个月后可连续跳10分钟，半年后每天可实现"系列跳"（如每次连跳3分钟，共5次），直到能连续跳30分钟。1次跳30分钟，就相当于慢跑90分钟的运动量，是标准的有氧健身运动。

29 骑自行车有助于降低血脂吗?

咨询：我今年 53 岁，平时缺乏锻炼，前段时间体检发现胆固醇和甘油三酯都偏高，后来确诊为高脂血症，听朋友说坚持骑自行车有助于降低血脂，正好我家离单位较远，可每天骑自行车上下班。我想知道：**骑自行车有助于降低血脂吗?**

解答：在我国，自行车是人们的主要代步工具之一，不论是城市还是乡村，几乎每个家庭都有一辆或数辆自行车。经常骑自行车，特别是坚持骑自行车，即节省时间、提高了办事效率，又锻炼了身体，可谓"一车数得"。

骑自行车锻炼，是全身性有氧运动锻炼的一种重要形式。坚持骑自行车锻炼，能增强心血管系统、呼吸系统和神经系统的功能，促进血液循环，加强机体新陈代谢，使人精神舒爽，同时能加快动用储存脂肪，具有减肥和改善血脂代谢的功效，能有效降低血脂。骑自行车锻炼是高脂血症患者进行自我调养的重要方法，尤其适宜于高脂血症伴有肥胖者。

高脂血症患者骑自行车锻炼，每天可进行 1 次，每次可锻炼 30~60 分钟，其速度宜控制在每分钟 1000~1500 千米。当然，将骑自行车锻炼与日常的工作和生活结合起来，把骑自行车锻炼融入日常的工作和生活之中，是最理想的。为了保证骑自行车锻炼的安全有效，避免不良事件发生，在骑自行车锻炼时，还应注意以下几点。

（1）要选择适宜的自行车进行锻炼，骑自行车锻炼前应先检查车况，如刹车、车铃、车胎等，使自行车保持最佳状态。

（2）应选择在空气新鲜、道路平坦的场所，不宜在车辆及行人较多的地方锻炼，要注意行车速度，遵守交通规则。

（3）锻炼中若出现诸如呼吸困难、头晕心悸、胸痛腹痛等症状，应立即减速或下车休息，必要时可到医院检查诊治。

（4）锻炼贵在坚持，不可三天打鱼两天晒网。同时不要在饭后立即锻炼，也不宜在锻炼后立即进食。锻炼后要及时用干毛巾擦汗，穿好衣服，防止受凉感冒。

30 游泳有助于降低血脂吗？

咨询： 我今年40岁，自认为身体很好，平时也没有什么不舒服，但前段时间体检时发现胆固醇偏高，后来确诊为高脂血症。医生交代要管住嘴、迈开腿。我又听说游泳有助于降低血脂，正好我喜欢游泳，请问：**游泳有助于降低血脂吗？**

解答： 游泳是一项很好的全身性有氧运动，几乎所有的肌肉和内脏器官都要积极参加。坚持游泳具有提高四肢肌力，改善关节活动度，增强心肺功能，促进血液循环，加强机体新陈代谢，改变人的精神面貌，加快动用储存脂肪，祛脂减肥等功效，是高脂血症患者尤其是伴有肥胖的高脂血症患者进行自我调养的主要运动锻炼方法之一。

　　许多医学家、运动学家经过多年的跟踪调查和研究后发现，在各种降脂减肥方法中，最安全﹑最有效的方法是运动，而在运动中最理想的降脂减肥运动是游泳。同高脂血症和肥胖斗争，最重要的是增加人体的能量消耗，由于水的导热性是空气的 5 倍，游泳时水的阻力又比空气大得多，所以游泳时所消耗的热量远远超过众多的陆上运动项目。特别是长时间的慢速游，可以消耗转换自脂肪的能量，从而加快动用储存脂肪，改善血脂代谢，达到降脂减肥的目的。可以说游泳是降脂减肥较快、较安全、较合理的运动锻炼方式。

　　为了游泳锻炼的安全有效，在进行游泳锻炼时，一定要明确其注意事项。游泳前应做体格检查，严防有游泳禁忌证者进行游泳锻炼，身体过度虚弱、高龄老人，以及患有心脏病、肺炎、出血性疾病、肝硬化、肾功能衰竭者等，均不宜进行游泳锻炼。过饥、过饱时不宜游泳，游泳锻炼以饭后 1~2 小时进行为好。进行游泳锻炼时要结伴而行或有专人陪护，不能单独 1 人进行；初学游泳者只宜在浅水区，不要到深水区去，以避免发生意外事故。游泳的水温不能太低，游前应做准备活动，游后应稍事休息，注意预防感冒。

31 高脂血症患者怎样进行跳舞锻炼?

咨询: 我患有高脂血症,正在服用降脂药辛伐他汀治疗,昨天从电视上看到跳舞简单易行,能调节血脂,我准备坚持一段时间试一试,但不清楚选择什么舞蹈,也不知道有哪些注意事项,想进一步了解一下。请您给我讲一讲:高脂血症患者怎样进行跳舞锻炼?

解答: 舞蹈起源于劳动,通过跳舞,既可以锻炼身体,又可以表达思想、抒发情感、宣泄郁闷,从而使自身的情绪得到调整、改善。跳舞是一种有益身心健康的娱乐活动,更是一种主动的全身性有氧运动。在舒缓悠扬的音乐声中潇洒地翩翩起舞,能把人带到美的享受之中,人们如能经常跳舞,不仅可以消除疲劳,改善脏腑功能,增进大脑思维灵敏性,调畅人之情志,对促进血液循环、防病健身也有良好的作用。

近年来,不论在城市还是在农村,跳舞被人们视为一种新颖的运动疗法,大小城市的街头都能见到练习健身舞者的身影,一些中老年人更是活跃在各个舞场。舞蹈的种类较多,流行的有交谊舞、迪斯科、秧歌舞、腰鼓舞等,近几年还出现了广场舞这种新形式的舞蹈。坚持跳舞锻炼,除滑利关节、流畅气血、改变人的精神面貌外,还能增强机体新陈代谢,调整血脂代谢,达到祛脂减肥的目的。

舞蹈的种类是多种多样的,高脂血症患者应根据自己的身体状况和喜好，在有经验的医生的指导下选择适合自己的跳舞项目进行锻炼练习。比如老年高脂血症患者可以选择跳广场舞，中青年高脂血症患者可选跳迪斯科舞等。在进行跳舞锻炼时，要注意科学、合理，严防有禁忌证的高脂血症患者进行跳舞锻炼，老年患者不宜选择动作过大、动作过多、节奏过快的舞蹈。跳舞锻炼的运动量不宜过大，要注意循序渐进、量力而行。在舞曲的选择上，应注意健康向上，优雅亲切，不宜选择那些低沉或过于兴奋的乐曲；在时间的安排上，以每次跳 30~60 分钟，每日 1~2 次为宜。

32 高脂血症患者怎样练习降脂健美操？

咨询： 我今年 47 岁，身体较胖，患有高脂血症。我知道高脂血症患者应改变不良的生活习惯，管住嘴，迈开腿，又从网上看到坚持练习降脂健美操不仅能减肥、降脂，还能消除高脂血症引起的诸多身体不适。我想试一试，请问：高脂血症患者怎样练习降脂健美操？

解答： 降脂健美操是针对中老年高脂血症（尤其是伴有肥胖的）患者的颈肩退行性变、腹部脂肪堆积、腰髋部活动不灵活等编制的，具有增强机体新陈代谢，消耗体内多余的脂肪，改善身体素质，消除精神压力，保持健美体形，以达到降脂减肥与健体强身的双重目标。您身体较胖，患有高脂血症，确实可以坚持练习降脂健美操。

在练习降脂健美操时，其运动量可根据个人的具体情况灵活掌握，开始锻炼时重复的次数可少些，以后逐渐增加，每次锻炼后以感到全身发热、自觉有汗为度。通常每日可锻炼1~2次，每次锻炼的时间从最初的10分钟左右逐渐增加到30分钟以上。在坚持练习降脂健美操的同时，还应注意适当控制饮食，以减少热量的摄入，这样才能取得较为满意的祛脂减肥效果。但是伴有严重心、肺、脑疾病患者以及年老体弱者不宜练习此操。如若在练习过程中出现头晕心悸、气短等不适，应立即停止练习，必要时可送医院检查诊治。降脂健美操的具体练习方法如下。

（1）转体运动：两脚开立，与肩同宽，两手叉腰，上体向左转动至最大限度，还原；依此法再向右转动至最大限度，还原。如此连续向左、右转动上体，每次练习20~40次。

（2）手摸脚踝：两脚开立，双肩稍宽，上体前屈，两臂侧伸展，与地面平行，转肩左手摸右脚外侧（踝部）；再转肩右手摸左脚外侧（踝部）。如上所述，每次重复练习10次。

（3）下蹲起立：两脚开立，与肩同宽，下蹲（膝关节尽量屈曲），起立，再下蹲。如上所述，可连续做20次。

（4）仰卧起坐：仰卧位，两手上举向前，带动身体向上坐起，还原成仰卧位，再按上述方法坐起。如上所述，可连续做20次。

（5）对墙俯卧撑：面对墙站立，距墙80厘米左右，两手掌贴墙，做双臂屈伸动作。可连续做20次。

（6）原地高抬腿：两脚并立，两臂下垂，掌心紧贴同侧大腿外面，先将左脚高抬至尽可能高的位置，下踩地面，再将右脚高抬至尽可能高的位置，下踩地面。如此反复，可连续做20次。

33 高脂血症患者如何练习十节式祛脂降压操？

咨询： 我患高脂血症已近十年，前段时间又查出高血压，我知道像我这种情况必须加强运动锻炼，也清楚运动锻炼的项目有很多，以前我是每天坚持散步，听说练习十节式祛脂降压操效果不错，准备试一试。请您告诉我：高脂血症患者如何练习十节式祛脂降压操？

解答： 十节式祛脂降压操运动量适中、节律缓和、动作轻松、容易掌握，坚持练习具有祛脂、减肥、降压等功效，很适合高脂血症、高血压、肥胖症患者练习。

练习十节式祛脂降压操要注意动静结合、缓慢匀称、舒适自然，不可闭气用力和速度过快，要注意循序渐进、量力而行，每节动作重复练习的次数和力度要根据患者的具体情况而定，通常每日练习1~2次。

高脂血症患者尤其是伴有肥胖症及高血压的高脂血症患者，若能坚持练习十节式祛脂降压操，再配合以饮食调节等，定能取得较好的降脂、减肥、降压效果。十节式祛脂降压操的练习方法，参考自陈惠中主编的《高脂血症的自然疗法》一书，希望对您有所帮助。

第一节：上肢运动

预备姿势：直立位，两臂自然下垂。

动作：①两臂前平举；②两臂上举；③两臂侧平举；④还原成预备时的姿势。

动作要求：两臂始终要伸直。

第二节：扩胸运动

预备姿势：直立位，两臂自然下垂。

动作：①两臂胸前平屈后振，同时左脚向左侧跨出一步，距离与肩同宽；②上体向左转90度，同时两臂侧平举后振，两脚不移动；③还原成①的姿势；④还原成预备时的姿势。

动作要求：上体转动时两腿必须伸直，两脚不移动，脚后跟也不能离地。

第三节：提臂呼吸

预备姿势：分腿直立，距离与肩同宽，两臂自然下垂。

动作：①两手掌心向上，两臂弯曲，逐渐上提至下颌处，同时用鼻吸气；②两手翻掌，掌心向下，徐徐下按至腰两侧，同时用口呼气。

动作要求：动作要缓慢均匀，呼吸自然，节奏可按呼吸自由掌握，以感到舒适为度。

第四节：踢腿运动

预备姿势：直立位，两手叉腰。

动作：①前踢腿：左腿屈膝上提，同时绷紧脚面，向前下方踢出左腿，接着先还原成开始的屈膝绷脚面的姿势，再还原成预备时的姿势，之后换成右侧前踢腿的动作进行踢腿，其内容同左侧前踢腿，再重复以上动作1次；②后踢腿：左腿屈膝向后踢，还原成预备时的姿势，再右腿屈膝向后踢，还原成预备时的姿势，再重复以上动作 1 次；③内踢腿：左腿屈膝向内踢，还原成预备时的姿势，右腿屈膝向内踢，还原成预备时的姿势，再重复以上动作 1 次，④外踢腿：左腿屈膝向左外侧踢，还原成预备时的姿势，右腿屈膝向右外侧踢，还原成预备时的姿势，再重复以上动作 1 次。

动作要求：踢腿时上体要保持直立位不动。

第五节：摆动呼吸

预备姿势：左臂胸前平屈，右臂侧平举，分腿直立。

动作：①吸气时重心向左移，左腿弯曲，同时两臂经下向左上方摆至左臂斜上举，右臂胸前平屈，左腿伸直重心落在左腿，右腿伸直脚尖点地；②重复①的动作，但方向相反。

动作要求：两臂向下摆时呼气，向上摆时吸气，呼吸要均匀缓慢，采用鼻吸气和口呼气，同时要求动作与呼吸相配合。

第六节：侧屈呼吸

预备姿势：分腿站立，两臂自然下垂。

动作：①吸气时，上体左侧屈，同时右臂屈肘，右手沿身体右侧上提；②呼气时，还原成预备时的姿势；③~④同①~②，但方向相反。

动作要求：体侧屈时，身体不能扭转。

第七节：马步运动

预备姿势：分腿直立，距离稍比肩宽，两臂自然下垂。

动作：①吸气时，两臂弯曲上提，两手掌心向上，再逐渐伸直上举；②呼气时，双手翻掌，掌心向外，两臂经侧平举下落，同时两腿弯曲成半蹲；③再吸气时，两臂弯曲上提，两手掌心向上，再逐渐伸直上举，同时两腿逐渐伸直；④还原成预备时的姿势。

动作要求：动作要缓慢，节奏可自由掌握。

第八节：弓步推掌

预备姿势：分腿直立，距离稍比肩宽，两臂屈肘握拳于腰侧，拳心向上。

动作：①上体向左转 45 度，面向左斜前方成弓步，同时右手立掌，手指向上，向前方推出，左手握拳于腰侧；②还原成预备时的姿势；③同①，但方向相反；④还原成预备时的姿势。

动作要求：手掌推出时，上体要保持直立，后腿要伸直。

第九节：上托下按

预备姿势：两臂屈肘于胸前，掌心相对，左手在上，右手在下，两手相距 30 厘米左右，大拇指分开，其余四指微分，分腿直立，距离约一大步。

动作：①右手向上穿掌至右臂上举成托掌，同时左手向下按掌至后下方，指尖向左，上体保持直立，同时屈右膝向右移重心成右弓步；②同①，但方向相反。

动作要求：两臂要尽量伸直，上托下按时要向两头撑开。

第十节：立位呼吸

预备姿势：直立位，两臂自然下垂。

动作：①提起脚跟时，吸气；②脚跟落下时，呼气。

动作要求：吸气要缓慢自如，呼气要自然轻松。

34 高脂血症患者如何练习六节式祛脂降压操？

咨询： 我今年52岁，前些天查出患有高脂血症，我听亲戚说很多高脂血症患者在练习六节式祛脂降压操，效果不错，我想试一试，但不知道练习方法，上网也没有查到，请您给我介绍一下：**高脂血症患者如何练习六节式祛脂降压操？**

解答： 六节式祛脂降压操具有很好的祛脂、减肥、降压效果，坚持练习此操，可达到祛脂、减肥、降压，调治高脂血症、高血压和肥胖症的目的，也是高脂血症患者尤其是伴有肥胖症的高脂血症患者自我调养的好办法。下面介绍的六节式祛脂降压操的练习方法，参考陈惠中主编，上海科学技术文献出版社出版的《高脂血症的自然疗法》一书，希望对您有所帮助。

第一节：起势呼吸

预备姿势：两足开立，与肩同宽，两臂下垂于体侧。

动作：①吸气时，两臂由体侧慢慢提起，至侧平举，掌心向下；②呼气时，两臂由侧向前，放松落下，同时两腿半蹲；③恢复成预备时的姿势。以上动作，每次操作可重复8次。

动作要求：呼吸要缓慢，动作要轻柔。

第二节：双手摇橹

预备姿势：立正，两手握拳至肩侧屈，拳心向前。

动作：①左足向左前跨出，成左弓步，重心前移，同时两臂经前上方成弧形，向前下方推出；②身体后坐成右弓步，两臂经前上方划弧，收回至肩侧屈；③换右脚在前，重复左脚动作。左右各重复操作8次。

动作要求：两手前推时，上体稍稍前倾，并含胸；向后收时，上体稍稍后仰，并扩胸。

第三节：两手托天

预备姿势：立正。

动作：①吸气时，两手提至腹前，四指相对，掌心向上，同时鼓腹；②呼气时，两手沿胸前上托至脸前，反掌上举，眼看两手，同时收腹；③两臂由体侧下落，还原成立正姿势。以上动作，每次操作可重复8次。

动作要求：上托时尽量举起两臂，下落时全身随之放松。

第四节：平衡气血

预备姿势：两脚分开站立，距离与肩同宽，两臂自然下重于体侧。

动作：①吸气时，两臂侧平举，手心向上；②呼气时，重心移至右腿成侧弓步，右臂上举，上体向左侧屈，掌心相对，右臂经体前向左、向下、向右绕，重心移在两足上，屈膝半蹲，两臂成侧下举；再吸气时还原成①；③呼气，与②相同，但动作方向相反。以上动作，每次操作可重复8次。

动作要求：两臂摆动宜轻松自如，呼吸随动作进行。

第五节：拳抡背脊

预备姿势：两足开立，距离与肩同宽，两手半握拳，放在腰脊两侧。

动作：①两拳由下向上捶击4次，同时上体逐渐前倾约45

度；②两拳由上向下捶击 4 次，同时上体逐渐后仰。

动作要求：捶击时，两拳需靠脊椎两旁膀胱经俞穴部位，通过经络起调整作用。

第六节：伸展呼吸

预备姿势：立正。

动作：①吸气时，左脚向左前方迈出一步，重心移至左脚，右脚尖点地，同时两臂经前至侧上举，掌心相对；②呼气时，左脚收回，同时两臂经前自然下落至体侧，掌心向后，身体稍向前倾。以上动作，左右各重复操作 8 次。

动作要求：吸气、呼气与动作要互相配合，缓慢而舒展，吸与呼均要深长。

35 爬楼梯有助于降低血脂吗？怎样坚持爬楼梯？

咨询： 我今年 38 岁，平时在 9 楼办公，通常是坐电梯上下楼，前段时间体检时发现患有高脂血症。有人说坚持每天爬楼梯有助于降低血脂，我不太相信，不过也准备试一试，请问：爬楼梯有助于降低血脂吗？怎样坚持爬楼梯？

解答： 这里首先告诉您，爬楼梯确实有助于降低血脂。平时很少上楼的人，偶尔登楼到三四层常就感到胸闷心悸、气喘吁吁；而经常爬楼梯的人，上楼时步履轻健，一般不会出现气喘胸闷，这是因为经常爬楼梯使心肺功能得到增强的缘故，爬楼梯也是锻炼身体、防治高脂血症的好办法。

经常爬楼梯，不仅能提高下肢关节功能和肌肉的收缩、放松能力，还可加速全身血液循环，改善心肺功能，促进组织器官的新陈代谢，调节大脑皮质功能，增强机体免疫功能，提高抗病能力。通过爬楼梯，还能加快动用储存脂肪，减肥降脂，有助于调整血脂代谢和降低血脂。需要说明的是，爬楼梯锻炼只适宜于没有严重心、脑、肾疾病的高脂血症患者，并且宜与饮食调养、起居调摄等其他治疗调养方法配合应用，以提高疗效。

在爬楼梯前，要先活动一下踝、膝关节，避免扭伤，宜穿有防滑作用的软底鞋，不可穿皮鞋或高跟鞋。要根据每个人的身体健康状况选择爬楼梯的方法，做到循序渐进，由慢到快，不可急于求成。爬楼梯应以慢速为宜，一般以中等强度、不感到非常吃力和紧张为好；要爬停相间，每爬 1~2 层在楼梯转弯的平台上略停片刻。通常每次爬楼梯锻炼的时间控制在 10~15 分钟，每日 1~2 次，以感觉周身发热、微出汗即可，只要坚持进行，定能获得成效。爬楼梯锻炼的时间不应在饭后或临睡前进行，最佳时间应选择在每日早饭前、上午 9~10 时、下午 4~5 时。在爬楼梯时还要做到身心结合，脚到眼到，不可分心，以防发生意外事故。

36 高脂血症患者怎样练习防止老化体操？

咨询： 我近段时间总感觉头晕头沉，前几天到医院就诊，经检查血压、血脂、头颅 CT 等，确诊为高脂血症。我知道高脂血症患者应改变不良的生活习惯，听说坚持练习防止老化体操也能调节血脂，我想练习一段时间。请问：**高脂血症患者怎样练习防止老化体操？**

解答： 防止老化体操是日本长野县佐久综合医院研究制定的，在日本颇为流行。其要点有三：其一是深呼吸；其二是肌肉和关节的屈伸、转动及叩打肌肉的动作；其三是以正确的姿势进行。每日早晨起床后、晚上睡觉前以及工作间歇时，坚持练习防止老化体操，不仅能健体强身、延年益寿，对高脂血症、肥胖症、高血压、肺气肿、失眠、便秘、冠心病、神经衰弱、慢性支气管炎等多种慢性病也有较好的辅助治疗调养作用。您患有高脂血症，确实可以坚持练习防止老化体操，下面给您介绍一下具体练习方法。

（1）深呼吸：双脚跟靠拢自然站立，双手由体前向上举，同时深吸气。然后双手由体侧放下，同时呼气。如此练习 2 次，呼气、吸气缓慢进行。

（2）伸展：双手 10 指交叉向头上高举，掌心向上，双臂伸直，头颈尽量后仰，眼看天空，背部尽量伸展。

（3）高抬腿踏步：左右大腿交替高抬踏步，双臂前后大挥摆。

（4）手腕转动：双手半握拳向内、外转动4次，重复练习2遍。

（5）手腕摇动：手腕放松，上下摇动，如此练习，时间约1分钟。

（6）扩胸：双脚稍开立，双臂由前向上举至与肩平，向两侧屈，同时用力扩胸，然后放松，使身体恢复至原站立时的姿势，重复练习4次。

（7）体转：手臂向外伸展，身体向侧转，左右两臂交替，反复进行4~6次。

（8）体侧：双脚分开，比肩稍宽，左手叉腰，右手由体侧向上摆动，身体向左侧屈2次，左右交替，反复进行4~6次。

（9）叩腰：双脚并拢，身体稍前倾，双手轻轻叩打腰部肌肉。

（10）体前后屈伸：双脚开立，体前屈，手心触地面，还原到开始时的姿势，再将双手置于腰处，身体向后屈，头向后仰。

（11）体绕环：双脚开立，从身体前屈的姿势开始，大幅度向左、后、右做绕环动作，接着向相反方向绕环，重复练习2次。

（12）臂挥摆、腿屈伸运动：双臂向前、向上摆，同时起踵（脚后跟），再向下、向后摆，同时屈膝，重复练习4次。

（13）膝屈伸：双手置于膝部，屈膝下蹲，然后再还原到开始时的姿势，重复练习4次。

（14）转肩：双肘微屈，双肩同时由前向后、由后向前各绕4次，重复练习2遍。

（15）上、下耸肩：双臂自然下垂，用力向上耸肩，再放松下垂，如此重复练习数遍。

（16）转头部：双脚开立，叉腰，头部从左向右，再从右向左各绕数次。

（17）叩肩、叩颈：右（左）手半握拳，叩左（右）肩8次，重复2遍。然后手张开，用手掌外侧以同样的方法叩颈部。

（18）上体屈伸：双膝跪地，上体向后屈，同时吸气，然后身体向前屈，将背后缩成圆形，同时呼气，臀坐在脚上。

（19）脚屈伸：坐在地上，双腿伸直，双臂于体后支撑，两腿交替进行屈伸活动。

（20）俯卧放松：取俯卧位，身体放松，如此休息几分钟。

（21）腹式呼吸：取仰卧位，使横膈膜与腹肌同时运动，进行深吸气，然后用手按压腹部进行呼气。

37 高脂血症患者练习太极拳应注意什么？

咨询： 我是高脂血症患者，知道太极拳是我国传统的体育运动项目，也清楚太极拳是一种动静结合、刚柔相济的防病治病方法。我想跟着网上的视频学习太极拳，准备坚持练习太极拳调养身体，但不清楚有哪些注意点，请您告诉我：高脂血症患者练习太极拳应注意什么？

解答： 太极拳是我国传统的体育运动项目，它"以意领气，以气运身"，用意念指挥身体的活动，是健身运动中运用最广泛的一种方法，也是"幼年练到白头翁"的养生锻炼手段。

太极拳强调放松全身肌肉，心静、用意、身正、收敛、匀速，将意、气、形结合成一体，使人体的精神、气血、脏腑、筋骨均得到濡养和锻炼，能疏通经络、调节气血运行，具有祛病强身的功能，对高脂血症、肥胖症、高血压、神经衰弱、冠心病、慢性气管炎、颈肩腰腿痛、失眠、便秘等多种疾病有一定的辅助治疗作用，是一种动静结合、刚柔相济的防病治病方法，也是高脂血症患者自我运动锻炼的常用方法之一。

太极拳广为流传，而且流派众多，各有特点，架式也有新、老之分。目前最为流行的是陈、杨、吴、武、孙五大流派。陈式以气势腾挪、刚柔相济、发劲有力见长；杨式以舒展大方、匀缓柔和、连绵不绝为特点；吴式的特点是柔软匀和、中架紧凑；武式以内走五脏、气行于里为主；孙式则注重开合有数、精神贯注。另外，国家体委还以杨式太极拳为基础，编成"简化太极拳"（俗称"太极二十四式"），供人们练习使用。

由于太极拳方面的书籍已经很多，而且太极拳的流传程度也非常广泛，所以具体的练习方法和步骤在这里不再介绍，仅就练习太极拳应注意的 10 项原则说明如下。

（1）站立中正：站立中正，姿势自然，重心放低，以利于肌肉放松，动作稳重而灵活，呼吸自然，可使血液循环通畅。

（2）神舒心定：要始终保持精神安宁，心情平静，排除杂念，使头脑静下来，全神贯注，肌肉要放松。

（3）用意忌力：用意念引导动作，"意到身随"，动作不僵不拘。

（4）气沉丹田：脊背要伸展，胸略内涵而不挺直，做到含胸拔背，吸气时横膈要下降，使气沉于丹田。

（5）运行和缓：动作和缓，但不消极随便，这样能使呼吸深长，心跳缓慢而有力。

（6）举动轻灵："迈步如猫行，运动如抽丝"，轻灵的动作要在心神安定、用意不用力时才能做到。

（7）内外相合：外动于形，内动于气，神为主帅，身为躯使，内外相合，则能达到意到、形到、气到的效果，意识活动现躯体动作要紧密结合，在"神舒心定"的基础上，尽量使意识、躯体动作与呼吸相融合。

（8）上下相随：太极拳要求根在于脚，发于腿，主宰于腰，形于手指。只有手、足、腰协调一致，浑然一体，方可上下相随，流畅自然。要全神贯注，动作协调，以腰为轴心，做到身法不乱，进退适宜，正所谓"一动无有不动，一静无有不静"。

（9）连绵不断：动作要连贯，没有停顿割裂，要自始至终一气呵成，使机体的各种生理变化得以步步深入。

（10）呼吸自然：太极拳要求意、气、形的统一、谐调，呼吸是十分重要的，呼吸深长则动作轻柔。一般来说，初学时要保持自然呼吸，以后逐步有意识而又不勉强地使呼吸与动作协调配合，达到深、长、匀、静的要求。

38 情绪波动对血脂有影响吗？

咨询： 我今年46岁，平时就容易急躁发脾气，自从半年前查出患有高脂血症，更是整天着急上火，动不动就想发脾气。医生说情绪波动不利于高脂血症的治疗，劝我一定要改一改。请问：情绪波动对血脂有影响吗？

解答： 这里首先明确一点，不良的情绪或情绪波动确实会影响血脂代谢，不利于高脂血症的治疗和康复。

情绪是人类在进化过程中产生的，是人体对外界突然或长期刺激产生的适应性反应，它与疾病的形成有着密切的关系。不少百岁老人的经验证明，乐观开朗是他们长寿的原因之一，若能经常保持乐观的态度，将对身体健康十分有利。相反，烦恼、忧愁、悲伤、焦虑、恐惧、愤怒等都可能成为疾病的诱因，进而损害身体健康。据统计，人类疾病有50%~80%是由于不良心态、恶劣情绪引起的。高脂血症与精神情绪有着密切的关系，不良情绪不仅是高脂血症发生的重要因素，还影响着高脂血症患者的治疗和康复。

国内流行病学调查发现，有些老年高脂血症患者，离退休后在药物和饮食习惯、生活方式不变的情况下，血脂浓度却明显下降，甚至逐渐恢复正常，且血脂下降的特点是稳定、持久的，并不是短暂的波动，显然其血脂浓度下降与离退休密切相关。有研究表明，长期睡眠不佳、精神紧张、忧虑及时间紧迫均能影响血脂代谢，而离退休之后脱离了紧张的工作环境，血脂代谢障碍有可能得到了纠正。情绪紧张、争吵、激动、悲伤时均可增加儿茶酚胺的分泌，使游离脂肪酸增多，促进血胆固醇和甘油三酯水平升高，同时抑郁会使高密度脂蛋白胆固醇降低。由此可见，精神、情绪等心理因素对血脂是有一定程度影响的。

乐观情绪是机体内环境稳定的基础，保持内环境稳定是高脂血症患者自身精神治疗的要旨。得病是不幸的事，但急是急不好的，相反，情绪上的波动常能通过神经内分泌系统的作用，影响机体正常的生理功能，不利于高脂血症的治疗和康复。高脂血症患者应抱着"既来之，则安之"的心态，从思想上正确对待，情绪上保持乐观，精神上力排消极因素，做到性格顽强，心胸开阔，情绪饱满，增强战胜疾病的信心，自觉主动地进行治疗调养，以使血脂控制在正常水平，自觉症状得以改善，防止动脉粥样硬化、冠心病、高血压病、脑卒中等心脑血管疾病的发生。

39 高脂血症患者常有怎样的心理状态？

咨询：我平时并没有什么身体不舒服，半月前体检时发现胆固醇偏高，后来确诊为高脂血症。自从患病后，我是担心害怕，生怕病情发展引发冠心病、脑梗死等，又听说高脂血症患者的心理状态是各不一样的，我想了解一下：高脂血症患者常有怎样的心理状态？

解答：由于人们对高脂血症缺乏足够的认识，患高脂血症后，有相当一部分患者和您一样，不能正视自己的病情，不能从思想上正确对待，表现出多种不同的心理状态，情绪时有波动，不利于高脂血症的治疗和康复。

保持稳定的心理状态，不被疾病所吓倒，善于自我调节，做好心理保健，对高脂血症的治疗和康复大有好处。高脂血症患者的心理状态是多种多样的，但就临床来看，情绪波动、疑虑心理、依赖心理、期待心理、孤独心理等较为多见。

（1）情绪波动：人生病之后，很容易形成不良的心境，情绪波动在所难免，如表现为情绪极不稳定，焦虑、激动、抑郁、恐惧、悲观等。有的患者爱发脾气，甚至变得任性起来，或是为了一点小事就吵吵嚷嚷，或是抑郁哭泣。

（2）疑虑心理：疑虑心理主要发生于性格比较内向或易受消极暗示的人。常表现为见到医务人员低声说话时就以为是在讨论自己的病情，觉得自己的病重了；对别人的好言相劝半信半疑，甚至曲解别人的意思，或是身体稍有不适就会胡乱猜想。

（3）依赖心理：人一旦生了病，变得被动、顺从，其依赖的心理明显增强，只要亲人在场，本来可自己干的事也让别人去做，主见和自信心也不足了，其爱和归属感也变得更强，希望得到较多的人关心和帮助，希望有更多的亲友不断探望。

（4）期待心理：期待心理对患者来说是渴望生存的精神支柱，是一种积极的心态，客观上讲这种心态对治疗和康复是有益的。患者都期待着迅速康复，期望生存下去，往往把家庭的安慰、医务人员的鼓励视为病情减轻，甚至是即将痊愈的征兆。

（5）孤独心理：人生病以后，环境变了，接触的人少了，接触的陌生人多起来，而且接触的时间较短，这样就容易产生孤独甚至无助的感觉。孤独的心理在患者中相当常见，他们总希望有亲友陪伴，希望有人经常与其说话，以得到心理上的安慰。

40 高脂血症患者应如何调整自己的心态？

咨询： 我半月前查出患有高脂血症，听说高脂血症是一种难以根除的慢性病，并且容易引发冠心病、脑梗死等，不仅自己痛苦，还给儿女们添麻烦，所以我思想负担很重，整天闷闷不乐。我想摆脱焦虑、烦恼、恐惧的情绪，请问：高脂血症患者应如何调整自己的心态？

解答： 对高脂血症患者来说，正确对待疾病、调整好自己的心态、保持乐观向上的心情和积极配合治疗，是促使疾病顺利康复的前提和基础。要调整自己的心态，应从以下几个方面入手。

（1）患者一旦罹患高脂血症，要理性面对现实，认清自己所患疾病，不要悲观失望，也不能盲目乐观，保持稳定的心理状态，以平常的心态对待自己的病情。要知道高脂血症是可防可治的，只要积极治疗，是能够康复痊愈的。

（2）医生与患者共同参与、互相配合，药物治疗与饮食调养、运动锻炼多管齐下，采取综合性的治疗措施，是提高高脂血症治疗效果的重要途径。高脂血症患者要积极主动就医，和医生沟通，对自己的境况有一个全面了解，对治疗方案、手段以及可能出现的情况有深刻的认识，与医生密切配合，争取在最佳时间得到及时全面的治疗。

（3）患者应积极接受健康教育，增强对高脂血症的认识，尊重科学，不要迷信道听途说的东西，注意自我调养，从饮食调养和运动锻炼等日常生活的点点滴滴做起，全面提高自己的身体素质，促使高脂血症顺利康复，避免或延缓动脉粥样硬化、冠心病、脑卒中等心脑血管疾病的发生。

（4）患者要敞开心扉，积极与人沟通，消除孤独和悲观的心理，制定切实可行的生活目标，根据自己的病情量力而行地做事，以使自己心灵有所依托、情感有所归宿，生活丰富多彩。

41 驾驭老年高脂血症的"五套车"是什么？

咨询： 我今年65岁，患有高脂血症，以前总认为只要坚持服药就可以了，但是药没少吃，血脂总是控制不好，听说治疗调养老年人高脂血症应驾驭好"五套车"，不过"五套车"的具体内容是什么我还不清楚。请问：<u>驾驭老年高脂血症的"五套车"是什么？</u>

解答： 对老年高脂血症患者来说，治疗并不是单纯服用降血脂药物那么简单，除了积极的药物治疗和运动锻炼外，合理饮食也是促进和维持脂质代谢平衡的重要措施。因此，老年高脂血症患者要驾驭限制其总热量、低脂低胆固醇饮食、高纤维素饮食、饮茶戒烟限酒、优化生活方式这"五套车"。

（1）限制其总热量：老年人的基础代谢率降低，能量需要量比中青年人要低，患有高脂血症的老年人更应严格控制能量的摄入，每人每天的能量摄入要控制在29千卡/千克体重之内，折合主食每天不宜超过300克。营养学家给老年人推荐的食品有馒头、米饭、面包、豆腐、豆浆、牛奶、瘦肉、鱼类以及各种蔬菜、水果等。

（2）低脂低胆固醇饮食：控制脂肪和胆固醇的摄入是老年高脂血症患者饮食调养的重要方面，老年高脂血症患者要严格控制动物脂肪和胆固醇的摄入，食油以富含不饱和脂肪酸的植物油为主，如豆油、花生油、玉米油；蛋类每天不宜超过1个，或2~3天1个鸡蛋。

（3）高纤维素饮食：饮食中的食物纤维可与胆汁酸相结合，增加胆盐在粪便中的排泄，降低血胆固醇浓度，所以老年高脂血症患者宜适当多食高纤维素饮食，以改善血脂代谢。富含膳食纤维的食物主要有粗粮、杂粮、干豆类、蔬菜、水果等。

（4）饮茶戒烟限酒：实验研究证明，各种茶叶均有促进脂肪代谢、降低血脂的作用，其中以绿茶的降脂作用最明显，因此老年高脂血症患者不妨适量多饮茶。由于长期吸烟和酗酒均可干扰血脂代谢，使血胆固醇和甘油三酯升高，不利于高脂血症的治疗和康复，所以高脂血症患者戒烟限酒也是必要的。

（5）优化生活方式：规律性的生活起居是高脂血症患者得以顺利康复的重要一环，老年高脂血症患者应注意优化生活方式，生活有规律，适当参加体育锻炼和文娱活动，保持良好的心态，尽量避免精神紧张、情绪过分激动以及经常熬夜、过度劳累等对脂质代谢的不良影响。

42 高脂血症患者日常生活中应注意什么？

咨询： 我今年48岁，前段时间查出患有高脂血症，正在服用辛伐他汀治疗。我知道疾病是三分治疗、七分调养，高脂血症患者除必要的药物治疗外，日常生活中还应重视自我调养，但不清楚应该如何调养，请您给我讲一讲：高脂血症患者日常生活中应注意什么？

解答： 人们常说疾病是三分治疗，七分调养，高脂血症更是如此。高脂血症患者除了服用降血脂药物治疗外，在日常生活中还应重视自我调养。高脂血症与日常生活中的饮食不当、起居失宜、缺乏锻炼、情志失调等密切相关，高脂血症的治疗调养，也应注意从日常生活起居调摄做起。

（1）饮食要科学合理：饮食调养在高脂血症的治疗康复中占有十分重要的地位，日常饮食要科学合理，注意饮食营养的均衡、全面，尤其要克服挑食、偏食、不按时进食等不良饮食习惯，要注意选取低热量、低胆固醇、低脂肪、低糖、高纤维素的食物，适当多吃维生素含量丰富及纤维素多的新鲜蔬菜、水果，同时还宜根据自己的病情需要选用药膳进行调理。

（2）重视锻炼不能忘：体育锻炼是高脂血症自我调养的重

要手段，所以一定要重视。锻炼时要做到姿势正确、呼吸柔和、力戒急躁，注意循序渐进，要掌握好运动量，做到恰到好处并长期坚持。高脂血症患者可根据自己的体力情况安排锻炼时间，通常每日锻炼1~2次，每次30分钟左右。

（3）天天应有好心情：情绪的好坏对高脂血症患者的康复也有一定影响。不良情绪可影响血脂的正常代谢，有相当一部分高脂血症患者情绪好时没有一点症状，而情绪不好时症状明显，因此高脂血症患者保持愉快的心情是十分必要的。要注意情志的调养，消除过分的喜悦、愤怒、焦虑、悲伤、恐惧及惊吓等因素，愿所有的高脂血症患者时时都能心情舒畅，天天都有好心情。

（4）保证良好的睡眠：当一个人困倦的时候，特别是患病的时候，需要休息，而休息的主要方式就是睡眠。睡眠是一种保护性抑制，可提高机体的多种功能，是人类休养生息、精神恢复及热能储存的重要方式，保证良好的睡眠是高脂血症患者日常生活中应当特别注意的。

（5）注意戒烟慎饮酒：吸烟是不良嗜好，对人体的危害很大，尽管饮少量低度优质红酒对身体是有益的，但酗酒是有百害而无一利的，吸烟和过度饮酒都不利于高脂血症的治疗和康复，所以注意戒烟慎饮酒也是高脂血症患者在日常生活中应当注意的。

43 为什么说最好的医生是你自己?

咨询: 我昨天查出患有高脂血症，医生交代一定要坚持服药，管住嘴，迈开腿，有什么不舒服及时就诊，医生千万不要自己当。今天无意中又看到钟南山院士曾说"最好的医生是你自己"，这把我给弄糊涂了，麻烦您给我解释一下：为什么说最好的医生是你自己?

解答: 其实有什么不舒服及时就诊，"医生"千万不要自己当，与"最好的医生是你自己"并不矛盾，只是出发点不同，考虑的角度不一样而已。"医生"千万不要自己当，是说作为患者，缺少医学知识，不能不懂装懂，这样很容易耽误病情，引发严重的后果。而"最好的医生是你自己"，是告诉我们应学会关爱自身的健康，平时注意养生、提高身体素质，以预防疾病的发生。如有身体不适，一定要及时检查，把病患扼杀在萌芽期。

钟南山院士所说的"最好的医生是你自己"，最早来源于2008年3月的全国知名专家健康讲座系列活动。当时由钟南山院士拉开首场讲演的序幕，钟南山院士讲演的核心内容就是"最好的医生是你自己"。为什么说最好的医生是你自己呢?

目前人们工作生活压力不断增加，尤其是40岁左右的白领人群，他们的工作压力明显高于其他人群，但他们认为自身正是精力充沛的年龄，于是不顾自己的身体，拼命工作，透支健康。有调查显示，我国高级知识分子的平均寿命是58岁，远远低于我国人口的平均年龄69岁。

"生命有限，健康无价，健康是条单行线，只能进不能退，人应该学会关爱自身的健康"。钟南山院士引用了不少调查数据和生活实例进行演说。他说世界卫生组织定义的健康是指全面的健康，即身体健康、心理健康、社会适应性良好和道德高尚，这已被越来越多的人所认同。但有不少人仍然只是关注身体健康而忽略了其他部分，从而形成了亚健康人群。

钟南山院士说，在决定人的健康程度因素中，遗传因素和环境因素只占15%和17%，医疗条件占8%，而生活态度、生活方式占了60%。人体健康有五大基石，分别是合理膳食、适量运动、戒烟限酒、心理平衡、充足睡眠，其中心理平衡最为重要。"养生第一要义就是心理平衡，这是最重要也是最难做到的一点。人们往往被忧虑、惧怕、贪求、怯懦、嫉妒和憎恨等不良情绪困扰。"他还指出，科学研究显示，情绪低落时人体的抗癌功能会衰退20%以上。

"要做到心理平衡，先要有一个明确的生活目标，并执着地去追求。调查显示，有明确生活目标的人的长寿几率相对要高。但这个目标不能太苛求，以至于以牺牲自己的健康为代价"，"若想身心松，三乐在其中，即知足常乐、自得其乐、助人为乐"。

钟南山院士还讲述了一段亲身经历以告诫听众。2003年"非典"期间，他工作劳累身体透支，第2年还不在意，但8月份检查出有小面积的心肌梗死，他的情绪一度非常低落。但是有一天他的表哥听说后，竟向他庆贺："第一，你不是在飞机上发病的，诊治及时；第二，这次是小范围的心肌梗死，算是给你个教训，提醒你以后要注意身体。"钟南山院士说，的确是这个道理，"一个人得到的教训是最可贵的"，从此他更在意健康问题了。

"早防早治"也是钟南山院士向大家介绍的一个关键词。钟南山院士说："要提高警惕，对高脂血症、高血压、脂肪肝等常见病做到早发现、早治疗，如有身体不适，一定要及时检查，把病患扼杀在萌芽期，最好的医生是你自己。"